展玉涛
养肝饮食

Liver

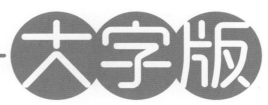
大字版

展玉涛 主编
首都医科大学北京同仁医院消化内科主任医师
医学博士后，教授，博士生导师

张 川 副主编
首都医科大学北京同仁医院消化内科主任
主任医师

中国轻工业出版社

图书在版编目（CIP）数据

展玉涛养肝饮食大字版/展玉涛主编. —北京：
中国轻工业出版社，2024.11
ISBN 978-7-5184-3791-7

Ⅰ.①展…　Ⅱ.①展…　Ⅲ.①肝疾病－食物养生
Ⅳ.①R247.1

中国版本图书馆CIP数据核字（2021）第270373号

责任编辑：何　花
策划编辑：翟　燕　付　佳　责任终审：张乃东　封面设计：伍毓泉
版式设计：悦然生活　　责任校对：朱燕春　责任监印：张京华

出版发行：中国轻工业出版社（北京鲁谷东街5号，邮编：100040）
印　　刷：北京博海升彩色印刷有限公司
经　　销：各地新华书店
版　　次：2024年11月第1版第3次印刷
开　　本：710×1000　1/16　印张：15
字　　数：220千字
书　　号：ISBN 978-7-5184-3791-7　定价：49.80元
邮购电话：010-85119873
发行电话：010-85119832　010-85119912
网　　址：http://www.chlip.com.cn
Email：club@chlip.com.cn

　　肝脏担负着人体的解毒工作，它默默为人体工作，同时也需要被关怀才能维持健康。肝好的女人面色好，肝好的男人精力旺盛，肝好的老人更长寿……肝不好，衰老、疾病就会找上你，生活质量严重下降。

　　养肝涉及方方面面，而饮食是有效又可控的一个环节。本书立足于此，揭开日常食材中的养肝秘密，告诉你哪些食材有良好的养肝功效，哪种做法能让这种功效发挥得更好；哪些不良的饮食习惯是肝脏所不能接受的，哪些食材是应该尽量避免的。本书还介绍了不同人群和不同肝病患者的饮食调理方法，便于读者对号入座，为自己、为家人寻找适合的食疗方案。

　　饮食是本书的立足点，我们更关注给读者多一点健康叮咛。在此特别提醒你，常说的"怒大伤肝"蕴含着一定的养生哲理，肝主情志，暴怒伤肝，呵护肝脏健康就要学会调节自己的情绪。保持宽容大度、平和乐观的心态，不仅能让生活更从容，也对健康更有益。

目录 CONTENTS

肝脏
沉默的器官，从不主动喊痛

PART 1 营养素推荐
从根源守护肝脏健康

PART 2 饮食细节
养成良好的饮食习惯

PART 3 日常饮食
选对吃对，把好入口关

谷豆类

PART 4 药食两用中药材
养护肝脏有效果

PART 5 不同人群饮食
养肝因人而异

PART 6 常见肝病饮食
平稳控制病情

PART 7 养护肝脏
不同季节各有妙招

附录 养肝护肝简易按摩

肝脏

沉默的器官，从不主动喊痛

肝脏的位置和重要作用

准确说出肝脏的位置

● 肝脏的位置描述

说起肝脏具体在哪儿，可能很多人都描述不清楚。肝脏呈楔形，位于人体腹腔的右上部，几乎占据了全部的右季肋区、大部分腹上区和小部分左季肋区。也可以描述为在右乳头下方4~5厘米处，也就是第四、五、六肋骨的后面。因为有肋骨保护，我们用手是摸不到的。

特别提醒

呼吸时，肝脏的位置一般会发生2～3厘米的改变，站立和吸气时微微下降，仰卧和呼气时微微上升。所以医生在给患者做肝脏触诊检查时，常要患者配合呼吸以便触摸肝脏，就是这个原因。

一般来说，肋弓下是触不到肝脏的。如果在肋弓下触及肝脏，则多为病理性肝肿大。

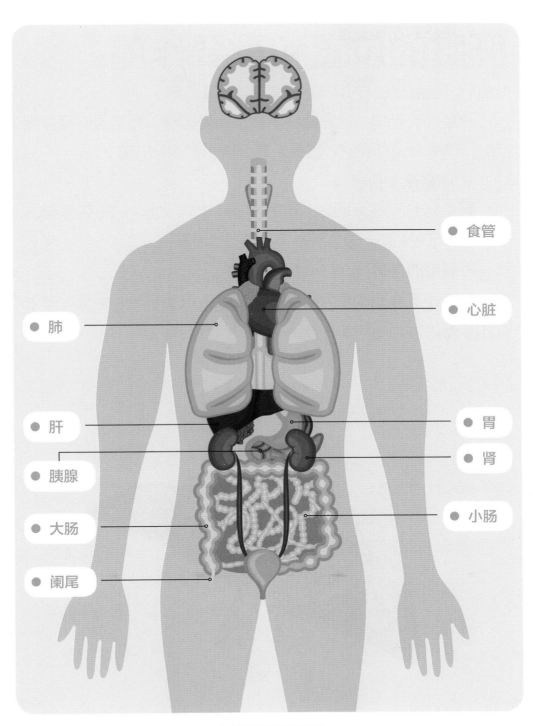

食管

心脏

肺

肝

胰腺

大肠

阑尾

胃

肾

小肠

人体脏器示意图

● **肝脏的左邻右舍**

肝脏上部与右肺和心脏相邻；下面与胃、十二指肠、结肠右曲相邻；后面接触右肾、肾上腺和食管贲门部。

一旦肝脏受损，这些毗邻器官也易受影响；而当这些器官受损时，同样会波及肝脏。因此，养好肝也是养好五脏。

● **肝脏的大小**

新生儿的肝脏重量为体重的 1/20~1/18，成人的肝脏重量占体重的 1/50~1/40。成人肝脏平均重达 1.5 千克。

● **肝脏的构造**

肝脏有丰富的血液供应，呈棕红色，由左右两叶组成，右叶圆钝厚重，左叶则窄薄而小。

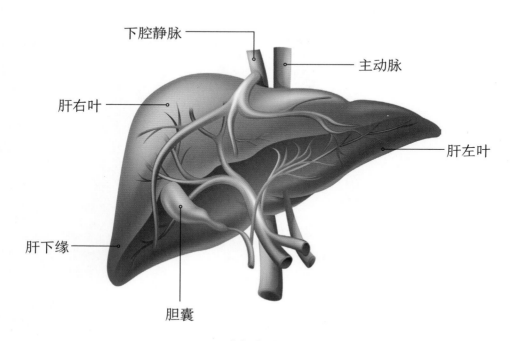

肝脏各部分名称

人体的排毒工厂

肝脏是人体最大的解毒器官，人体在物质代谢过程中产生的一些有害废物及外来的毒物、毒素等，都是通过肝脏分解代谢。

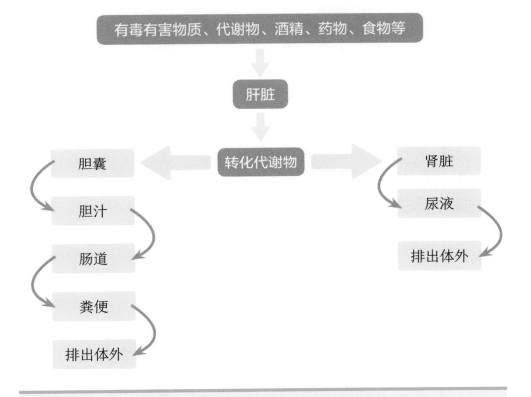

特别提醒

肝脏的排毒时间

按照中医理论，每天晚上 11 时至凌晨 1 时是肝经运行的时间，肝的排毒需在熟睡中进行。因此，这个时间段不宜熬夜，最好处于安睡状态，以促进肝脏排毒。

代谢和储存糖原

肝脏承担着重要的代谢功能，即将人体从食物中获取的三大营养素——蛋白质、碳水化合物（糖类）、脂肪，分解、合成、储藏为身体必需的物质。

当葡萄糖、果糖、乳糖等进入人体后，会被吸收入肝，肝脏将其大部分转化为糖原储存起来。当机体需要时，便可分解成葡萄糖，转化为热量。

肝脏在代谢的同时需要大量的维生素，因此肝脏也是临时储存维生素的仓库。

制造胆汁和凝血因子

胆红素的摄取、结合和排泄，以及胆汁酸的生成和排泄都是由肝脏承担。肝细胞制造、分泌的胆汁由胆管输送到胆囊，经胆囊浓缩后排放至小肠，帮助脂肪的消化和吸收。

此外，几乎所有的凝血因子都是肝细胞制造的，肝脏在凝血和抗凝方面有着重要的调节作用。

强大的再生能力

肝脏能自行更新失去和受损的组织，比如某种原因造成肝损伤，经手术切除少部分后，剩余肝脏可以再生成为完整的肝脏。

千方百计养好肝

生活小细节，养肝大智慧

1 侧身睡，更利于养肝造血

人在睡眠时，对血液的需求量减少，部分血液可以贮藏在肝脏，重新滤化。所以如果睡眠好，就能使肝脏得到充分休息，这是养肝血最重要的一点。

中医认为，侧身睡觉更有利于养肝造血。因为肝经分布在人体躯干两侧，不管是左侧卧还是右侧卧，血都更容易归入肝经，使人安然入睡。为了让侧卧更舒适，并减少对身体的压力，可以找一个小枕头放在两膝盖之间，有利于放松腰背部。

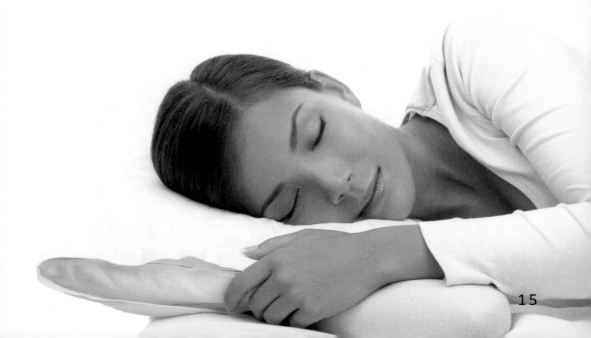

2 闭目养神也养肝

经常用眼的人除了伤肝之外，也很耗神。适当闭目养神可以很好地缓解疲劳、促进睡眠，而且对补养肝血也有一定帮助。因此，上班族可以在工作 1 小时后，适当闭目养神。

具体做法是： 轻闭双眼，用两拇指在眼内角向外擦 24 次；或用两手四指并拢，以指腹在两目向外轻轻按摩 24 次，再向内转按摩 24 次。经常用眼的上班族，除了需要注意用眼卫生，还可通过护肝来养血。平时，可适当吃些猪肝、鸡肝等动物肝脏，同时补充牛肉、鲫鱼、菠菜、荠菜、胡萝卜等富含维生素的食物。

3 避免久坐

"久坐易伤肝肾"，如果伤及肝肾，就会出现手脚凉、颈椎和腰椎疼痛、关节痛、尿频、便秘等不适。

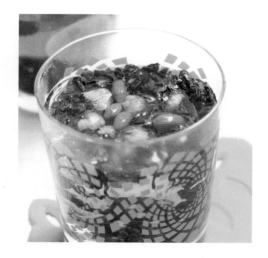

久坐者可以取枸杞子 5 克、普洱茶少许，泡杯普洱枸杞茶饮用，以缓解久坐对肝的损伤。

注意肝病的这些信号

1 面色暗沉

肝功能减退时，黑色素生成增多，表现为脸色黝黑暗沉，皮肤干燥、粗糙、无光泽，甚至出现古铜色面容和黑眼圈。一般临床表现为肝硬化、慢性肝炎。

2 黄疸

当肝细胞病变时，胆红素不能通过正常的渠道排入肠道，大量反流入血导致黄疸。黄疸出现的早期迹象是尿液发黄，看起来像浓茶；然后出现虹膜黄染，表现为眼睛发黄；最后才会出现皮肤的黄染。黄疸程度通常反映肝脏受损的程度。因此，有黄疸的病毒性肝炎患者，病情一般要比无黄疸者重。

3 蜘蛛痣和肝掌

蜘蛛痣属于一种特殊的毛细血管扩张症，这是肝脏代谢雌激素的能力下降引起的。雌激素水平增高会使小动脉扩张，表现在手上就是肝掌；表现在胸前、手背等处，就是蜘蛛痣。

蜘蛛痣的形态很特殊，其中心为红色点状隆起，有许多细小分支向外辐射，如同蜘蛛的脚，常在面部、颈部、胸部、前臂、手背等处出现。出现了蜘蛛痣，就要到医院诊断治疗。

4 指甲易断、"月牙儿"小

"肝主筋",如果肝血充盈,筋膜拥有足够的养分,指甲也会保持健康润泽。如果肝脏气血虚空,指甲上的半月痕就会消失或只有大拇指上有半月痕,指甲变得又脆又薄,甚至凹陷变形。

5 消化道症状

肝病患者一般会出现消化道症状,如厌油、食欲下降,有时还会出现恶心、呕吐、腹胀或腹泻。这些症状的严重程度与病情有关。如果出现严重的食欲不振、频繁恶心呕吐,应及时去医院,很可能患上了肝病。

6 感觉乏力

肝病患者通常都会感觉疲乏无力,其乏力程度和病情轻重有关。病情越重,患者就会越乏力。重症肝病患者会感到十分乏力,不愿站立行走。急性肝病患者比重症肝病患者要好一些,仅感觉有些轻微乏力。

7 其他表现

眼睛视物不清、疲倦乏力、头晕、肋痛等,都有可能是肝脏受到损伤的表现。还有些人虽然没有明显的症状,但如果与肝炎患者有密切接触,一旦有不适也要警惕,应做做肝功能检查,防止漏诊。

哪些生活习惯最伤肝

1 吸烟

吸烟时，人体会吸入尼古丁、一氧化碳、烟碱和其他有害物质。这些物质进入人体后需要在肝脏中代谢解毒，这样就加重了肝脏的负担，还容易导致癌症（尤其是肺癌），并增加心血管疾病风险。

2 酗酒

酒精是伤害肝脏的第一杀手。酒中的酒精进入人体后，对肝细胞的损害很大，它不仅会干扰肝的正常代谢，还会引发酒精性肝炎、肝硬化，甚至肝癌。

3 爱发脾气

中医认为"肝为将军之官"，性喜顺达。长期郁愤，可以导致肝气郁结，引起生理功能的紊乱。因此，保持良好的心态能够守护肝脏健康，肝病患者更要心态平和，以免病情加重。

4　缺乏运动，体重超标

适度运动能够增加热量的消耗，促进脂肪的分解，节约蛋白质，从而防止肥胖。肥胖可直接导致脂肪肝，使肝细胞脂肪变性；而长期的肝细胞变性会导致肝细胞再生障碍和坏死，进而形成肝纤维化、肝硬化。

5　经常熬夜，睡眠不足

晚上 11 点至凌晨 1 点是最佳的养肝时间，此时最好处于安睡状态。如果经常熬夜、睡眠不足，会影响肝脏夜间的自我修复，还会导致身体抵抗力下降，已经感染肝炎病毒的人熬夜还会加重病情。因此，应调整作息时间，最好每晚 11 点前入睡，保证睡够 7 ~ 8 小时，以便让肝脏有效排毒。

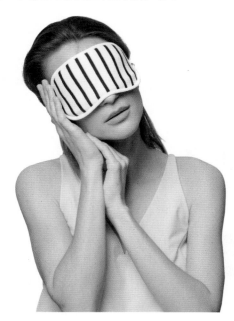

PART 1

营养素推荐

从根源守护肝脏健康

蛋白质 修复受损的肝脏 👍

中国营养学会参考摄入量

年龄	18 岁 ~	50 岁 ~	孕中期	孕晚期	哺乳期
克 / 天	男 65 女 55	男 65 女 55	70	85	80

注: 数据来源《中国居民膳食营养素参考摄入量速查手册 (2013 版)》, 后同。

护肝原理

• 蛋白质是人体一切细胞组织的物质基础, 能修复受损的肝脏, 促进肝细胞再生, 因此患肝病时, 需要更多的蛋白质进行修复。

• 肝脏需要在多种酶的作用下工作, 而蛋白质有合成各种代谢酶的作用, 如果体内蛋白质不足, 会导致肝功能低下。

• 蛋白质有增强免疫力的作用, 能提高肝脏的抗病毒能力。

其他保健功效

• 构成和修补人体组织。

• 供给热量。

• 构成抗体, 调节机体免疫力。

• 合成酶, 促进食物的消化、吸收和利用。

• 构成血红蛋白, 携带、运送氧。

• 合成激素。

摄取须知

- 蛋白质主要来自肉、鱼、蛋、大豆及其制品、奶及奶制品。对于养护肝脏来说，要选择蛋白质含量高且质优、脂肪含量低的食物，比如瘦畜肉、鱼、去皮禽肉、豆腐、低脂牛奶等。
- 蛋白质中氨基酸的组成不同，最好将不同种类的食物搭配食用，可实现蛋白质互补，提高蛋白质的利用率，比如米豆搭配、荤素搭配。

常见食物中蛋白质含量

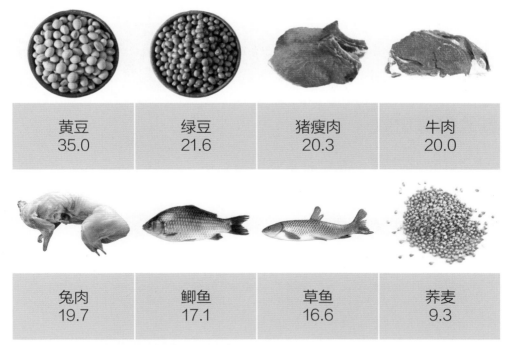

黄豆 35.0	绿豆 21.6	猪瘦肉 20.3	牛肉 20.0
兔肉 19.7	鲫鱼 17.1	草鱼 16.6	荞麦 9.3

注：每100克可食部含量（单位：克）。
  数据来源《中国食物成分表（标准版）》（第6版），后同。

"好脂肪" 促进肝脏正常代谢 👍

中国营养学会参考摄入量

年龄	18 岁 ~	50 岁 ~	孕期及哺乳期
占每日总热量比	20%~30%	20%~30%	20%~30%

护肝原理

- 脂肪能促进脂溶性维生素，如维生素 A、维生素 E、维生素 D、维生素 K 的吸收，从而促进肝脏的正常代谢。但脂肪摄入不宜过多，占总热量 20%~30% 为宜。

其他保健功效

- 储存和供给热量，提供必需脂肪酸。
- 构成人体组织。
- 保护脏器，维持体温。
- 促进食欲，增加饱腹感。

摄取须知

- 摄入脂肪，以瘦肉、低脂牛奶、鱼、虾等低脂、高蛋白食物为首选。
- 少吃动物油，烹调用植物油，最好选择橄榄油、茶油、紫苏油等，但也要控制用量，每天不超过 25 克。
- 吃鸡、鸭、鹅时，去除外皮和脂肪层。
- 喝汤的时候撇掉上层的浮油，以免油脂摄入过多。
- 核桃、腰果、松子等富含不饱和脂肪酸，对健康有益，可以每天吃一小把。

常见食物中脂肪含量

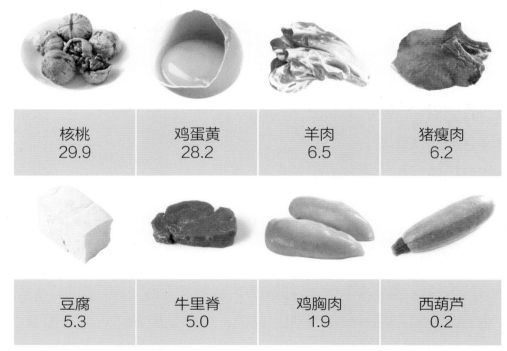

核桃 29.9	鸡蛋黄 28.2	羊肉 6.5	猪瘦肉 6.2
豆腐 5.3	牛里脊 5.0	鸡胸肉 1.9	西葫芦 0.2

注：每 100 克可食部含量（单位：克）。

碳水化合物 保护肝细胞

中国营养学会参考摄入量

年龄	18 岁 ~	50 岁 ~	孕期	哺乳期
克 / 天	120	120	130	160

护肝原理

- 碳水化合物是人体最直接的热量来源，如果人体长期处于热量缺乏的状态，肝功能会严重受损。
- 碳水化合物还能合成糖原储存在肝脏中，可以防止摄入体内的毒素对肝细胞的损害。

其他保健功效

- 储存与提供热量。
- 构成机体组织，参与细胞的多种活动。
- 参与蛋白质和脂肪的代谢，节省蛋白质，抗生酮作用。

摄取须知

- 一般来说，要吃多种多样的谷类、水果和蔬菜，尽可能多吃些全谷物及其制品，少吃精加工食物。比如全麦面包、全麦面条、糙米、燕麦、荞麦面、小麦片等都是很好的选择，少吃蛋糕、饼干、甜点及甜饮料等。

葡萄糖、蔗糖

- 碳水化合物可分为单糖、双糖和多糖。大家熟悉的葡萄糖属于单糖，蔗糖属于双糖，米、面、薯类等中所含的淀粉属于多糖。水果、蜂蜜中含较多葡萄糖。蔗糖主要存在于白砂糖、方糖、红糖中。

- 对于糖尿病患者来说，碳水化合物要控制摄入，米、面、薯类等要选择血糖生成指数低的，水果则要在血糖控制较好的情况下适当吃。

常见食物中碳水化合物含量

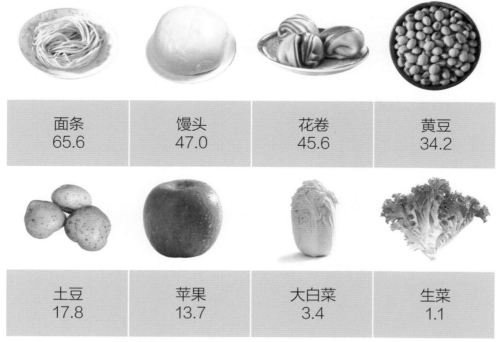

面条 65.6	馒头 47.0	花卷 45.6	黄豆 34.2
土豆 17.8	苹果 13.7	大白菜 3.4	生菜 1.1

注：每100克可食部含量（单位：克）。

维生素 A 预防肝癌的发生

中国营养学会参考摄入量

年龄	18 岁 ~	50 岁 ~	孕早期	孕中期及孕晚期	哺乳期
微克/天	男 800 女 700	男 800 女 700	700	770	1300

护肝原理

- 能保护肝脏，抑制肝脏中癌细胞的增殖，使正常组织恢复功能，还能帮助化疗患者降低癌症的复发。

其他保健功效

- 维持正常视觉功能，预防夜盲症及视力减退。
- 调节上皮组织的生长。
- 维持骨骼正常生长发育。
- 促进生长与生殖。

摄取须知

- 人体维生素 A 的来源主要是动物性食物和富含 β－胡萝卜素的植物性食物，因为 β－胡萝卜素进入人体后可转化成维生素 A。因此在饮食中，除了进食富含维生素 A 的动物性食物外，还要适当食用富含 β－胡萝卜素的蔬菜、水果、谷豆等。
- 维生素 A 属于脂溶性物质，即可溶解在脂肪里，因此含有这种物质的食物最好熟吃，用食用油烹饪，或加入肉类一起烹饪，以利于其吸收利用。

常见食物中维生素A含量

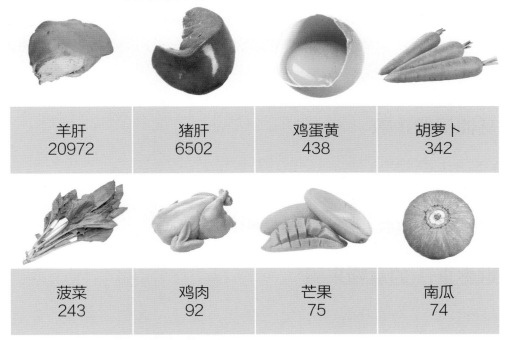

羊肝 20972	猪肝 6502	鸡蛋黄 438	胡萝卜 342
菠菜 243	鸡肉 92	芒果 75	南瓜 74

注: 每 100 克可食部含量（单位: 微克）。

　　动物肝脏是维生素 A 的主要来源，但是肝病患者不宜多吃动物肝脏，因为动物肝脏含胆固醇较高，不易消化，会加重肝脏负担。最好通过摄取其他肉类和蔬果等获取维生素 A。

维生素 B$_1$ 维持肝脏的代谢功能

中国营养学会参考摄入量

年龄	18 岁～	50 岁～	孕中期	孕晚期及哺乳期
毫克 / 天	男 1.4 女 1.2	男 1.4 女 1.2	1.4	1.5

护肝原理

- 维生素 B$_1$ 是一种水溶性维生素，是人体热量代谢，特别是碳水化合物代谢所必需的物质。它能保证正常的热量代谢，帮助碳水化合物分解，维持肝脏的代谢功能。

其他保健功效

- 促进生长。
- 改善精神状况。
- 维持神经组织、肌肉、心脏的正常活动。

维生素B$_1$的食物来源

- 维生素 B$_1$ 存在于所有谷类、花生、核桃、黄豆、扁豆、花生酱、面包、麦片等中，动物内脏、蛋类及绿叶菜中含量也较高。

摄取须知

- 维生素 B_1 在谷类中的含量较多。维生素 B_1 极易溶于水，因此在淘米时淘洗次数不宜过多，以免其流失过多。同时，熬粥的时候最好不要加碱，因为维生素 B_1 在碱性环境下容易被破坏。
- 加工越细的米面，维生素 B_1 含量越少。因此不要总吃精白米面，要粗细搭配，多吃各种谷豆类等杂粮，例如小米、绿豆等食物中都含有丰富的维生素 B_1。

常见食物中维生素B_1含量

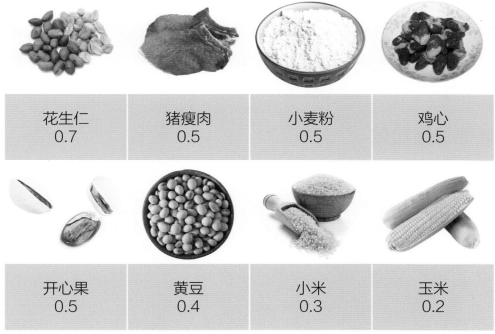

花生仁 0.7	猪瘦肉 0.5	小麦粉 0.5	鸡心 0.5
开心果 0.5	黄豆 0.4	小米 0.3	玉米 0.2

注：每 100 克可食部含量（单位：毫克）。

31

维生素 B₂ 预防脂肪肝

中国营养学会参考摄入量

年龄	18 岁~	50 岁~	孕中期	孕晚期及哺乳期
毫克/天	男 1.4 女 1.2	男 1.4 女 1.2	1.4	1.5

护肝原理

- 维生素 B₂ 参与脂肪、碳水化合物、蛋白质的代谢，可以减少肝脏和血液中的中性脂肪，并避免其囤积在肝脏中，从而有预防脂肪肝的作用。

其他保健功效

- 维持皮肤、指甲、毛发正常生长。
- 保持神经系统正常活动。
- 消除口腔、唇、舌部位的炎症。
- 促进新陈代谢。

摄取须知

- 运动量大的人应适当增加维生素 B_2 的摄入。
- 维生素 B_2 主要存在于全谷类、鱼类、豆类、奶、肉及坚果中，其他如菠菜、芦笋、海带、酸奶等中也含有一定量的维生素 B_2。
- 做米饭时，蒸饭比捞饭维生素 B_2 损失少；烹调肉类时，宜快炒，红烧和油炸损失多。

常见食物中维生素B_2含量

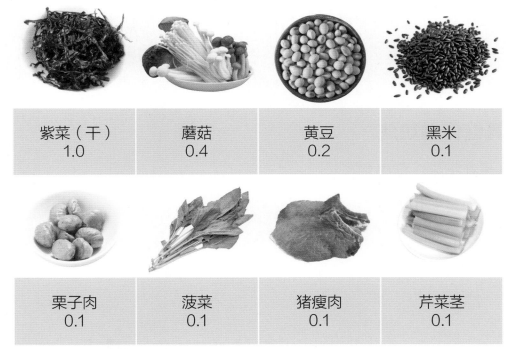

紫菜（干） 1.0	蘑菇 0.4	黄豆 0.2	黑米 0.1
栗子肉 0.1	菠菜 0.1	猪瘦肉 0.1	芹菜茎 0.1

注：每100克可食部含量（单位：毫克）。

维生素 C　促进肝糖原合成

中国营养学会参考摄入量

年龄	18 岁~	50 岁~	孕中期及孕晚期	哺乳期
毫克 / 天	100	100	115	150

护肝原理

• 维生素 C 有解毒的作用，可以抑制侵入肝脏的病毒的增殖。维生素 C 还能促进肝细胞的修复再生。肝细胞的再生能力可促进肝糖原的生成，改善肝脏的代谢功能，维护肝脏健康。

其他保健功效

• 修补组织，促进生长。

• 防治贫血和坏血病。

• 预防感冒。

• 抗氧化，预防癌症。

摄取须知

- 新鲜蔬果均含有维生素 C，比如菠菜、莴笋、苦瓜、猕猴桃、橙子、草莓等维生素 C 含量丰富，适当食用可有效补充维生素 C。
- 维生素 C 是水溶性维生素，因此烹调富含维生素 C 的蔬菜时宜现洗现切、大火快炒，以防流失。
- 缺铁性贫血者在补充含铁的食物时也应适当多吃一些富含维生素 C 的食物，因为维生素 C 能促进铁的吸收。
- 黄豆、绿豆等豆类中维生素 C 的含量不高，加水浸泡生成豆芽后，不仅维生素 C 含量大增，蛋白质的利用率也随之提高。

常见食物中维生素C含量

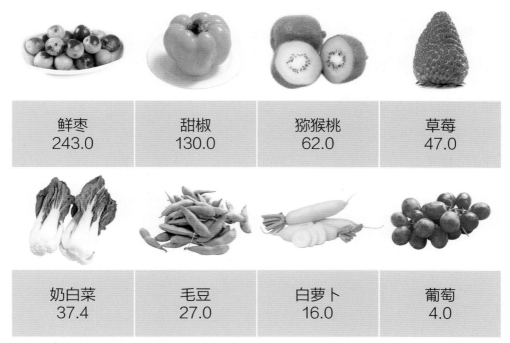

鲜枣 243.0	甜椒 130.0	猕猴桃 62.0	草莓 47.0
奶白菜 37.4	毛豆 27.0	白萝卜 16.0	葡萄 4.0

注： 每100克可食部含量（单位：毫克）。

维生素 E 预防肝组织老化

中国营养学会参考摄入量

年龄	18 岁~	50 岁~	哺乳期
毫克 / 天	14	14	17

护肝原理

- 维生素 E 具有强大的抗氧化功效，可有效对抗自由基，抑制过氧化脂质生成，预防肝细胞老化，并能有效预防肝癌。

其他保健功效

- 抗氧化。
- 维持红细胞的完整性。
- 促进精子的生成、增强繁殖能力。
- 调节体内某些重要物质的合成，是维生素 C、辅酶 Q 合成的辅助因子。

摄取须知

• 植物油中含有丰富的维生素 E，每天植物油控制在 25 克为宜。

• 避免高温烹调。维生素 E 在高温环境会遭到破坏，因此在烹调富含维生素 E 的食物时尽量大火快炒，最好不要用油炸的方式。

常见食物中维生素E含量

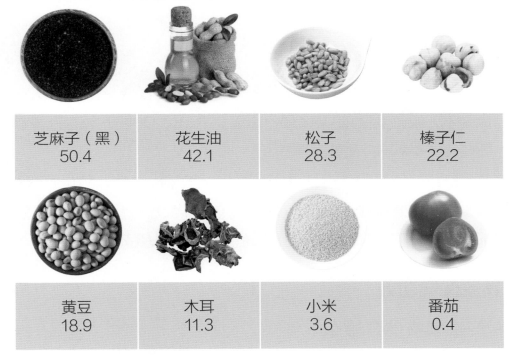

芝麻子（黑） 50.4	花生油 42.1	松子 28.3	榛子仁 22.2
黄豆 18.9	木耳 11.3	小米 3.6	番茄 0.4

注： 每100 克可食部含量（单位: 毫克）。

膳食纤维 预防脂肪肝

中国营养学会参考摄入量

- 每天 25 克。

护肝原理

- 膳食纤维可润肠通便，预防便秘，而肝病患者要特别注意保持大便的顺畅，因为如果大便不能及时排出，其中所含的有害物质会被人体吸收，增加肝脏损伤。
- 膳食纤维能够吸附体内致癌物，并促进其排出体外，防止癌变。
- 膳食纤维能够增强饱腹感，防止人体进食过多，预防肥胖；还能抑制人体吸收多余的脂肪，降低脂肪肝的发生率。

其他保健功效

- 增强饱腹感，预防肥胖。
- 有助于防治痔疮、胆结石。
- 降低血脂，预防心血管病、糖尿病等疾病。
- 改善口腔状况及牙齿功能。

摄取须知

• 日常饮食不要吃得过于精细，要粗细粮搭配食用。

• 多吃新鲜蔬果。

• 多选择全谷类食物，比如全麦面包、全麦饼干、燕麦等。

常见食物中膳食纤维含量

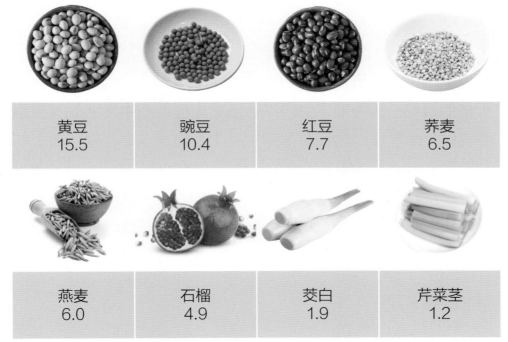

黄豆 15.5	豌豆 10.4	红豆 7.7	荞麦 6.5
燕麦 6.0	石榴 4.9	茭白 1.9	芹菜茎 1.2

注： 每100克可食部含量（单位: 克）。

硒　保护肝细胞免受自由基损伤

中国营养学会参考摄入量

年龄	18 岁 ~	50 岁 ~	孕期	哺乳期
微克 / 天	60	60	65	78

护肝原理

- 硒是构成抗氧化酶——谷胱甘肽过氧化物酶的重要成分。这种酶可以帮助清除肝脏代谢活动中产生的有害过氧化物，保护肝细胞免受自由基损伤，还能抗肝细胞老化，预防肝炎、脂肪肝、酒精肝、肝癌。
- 当人体摄入的硒含量不足时，肝脏中谷胱甘肽过氧化物酶的活性就会急剧下降，无法清除肝脏代谢废物，引发各种肝脏疾病。

其他保健功效

- 调节甲状腺激素。
- 保护心血管，维护心肌健康。
- 提高免疫力。
- 清除自由基，抗氧化。
- 扩张血管，降低血压；促进葡萄糖运转，平稳血糖。
- 促进生长，维持正常生育功能。
- 防癌、抗癌。

摄取须知

• 人体自身不能合成硒，必须从食物中获取。一般来讲，蛋白质含量高的食物中含硒量大于低蛋白质食物，其顺序为动物内脏 > 海产品 > 鱼 > 蛋 > 畜禽肉 > 蔬菜 > 水果。

常见食物中硒含量

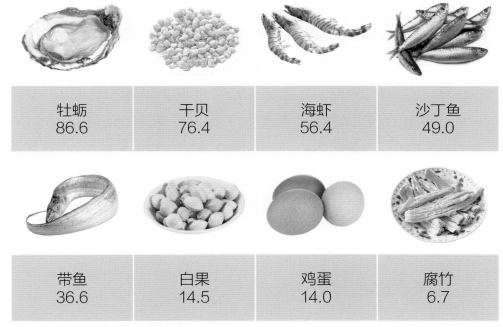

| 牡蛎
86.6 | 干贝
76.4 | 海虾
56.4 | 沙丁鱼
49.0 |
| 带鱼
36.6 | 白果
14.5 | 鸡蛋
14.0 | 腐竹
6.7 |

注： 每 100 克可食部含量（单位：微克）。

远离这2种伤肝营养素

饱和脂肪酸 引发脂肪肝、肝硬化等

1 脂肪摄入过多时，会囤积在体内，不仅容易引起肥胖，影响肝脏健康，而且当肝脏内脂肪含量达到10%的时候，就会引起脂肪肝。

2 饱和脂肪酸摄入过多会增加体内胆固醇和脂肪的堆积，容易导致动脉硬化、肝硬化等症。

高碳水化合物 引发脂肪肝

过量摄入碳水化合物，不仅会刺激肝脏产生坏胆固醇，还会抑制身体对坏胆固醇的代谢能力，容易引发脂肪肝。

PART **2**

饮食细节
养成良好的饮食习惯

一日三餐饮食习惯推荐

食物多样化，营养要均衡

平衡膳食是一切健康的基础，也是保持肝脏健康的前提。平衡膳食就是要注意食物多样化，合理搭配、均衡摄取人体所需的营养素。

食物在烹调中会用到盐和油，盐的摄入以每人每天6克以内为宜，油的用量为每人每天25克为宜。

主食

米饭、馒头、花卷、烙饼、面条、蒸煮土豆、蒸煮红薯等，是人体所需碳水化合物的主要来源，每天宜摄入250~400克（生重）。

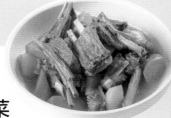

主菜

以蛋白质类食物为主，比如鱼、虾、蛋、畜禽肉、大豆制品等，是人体所需蛋白质和脂肪的主要来源。每日摄入量应保证畜禽肉40~75克，水产品40~75克，蛋类40~50克，大豆制品25~35克。

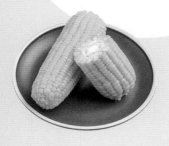

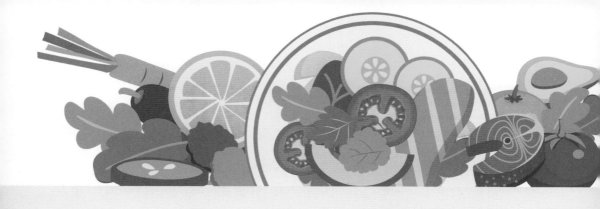

副菜

以蔬菜为主，包括菌藻类食物。比如炒时蔬、凉拌菜等，是维生素、矿物质、膳食纤维和抗氧化物的主要来源，每天宜保证300~500克。

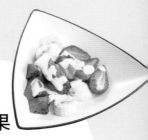

水果

是人体所需维生素和矿物质的主要来源，不能与蔬菜互相替代，每天要保证摄入200~350克。

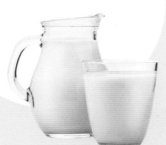

牛奶及乳制品

每天摄入奶及奶制品300克左右。

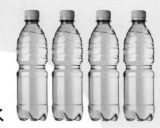

水

每天保证足够的饮水量，以每日1500~1700毫升为宜。

一日三餐有规律

人体从食物中摄入的营养，如碳水化合物、脂肪和蛋白质，会通过肝脏转化为易于人体吸收的形式，供给身体活动所需的热量。如果不能规律饮食则会导致代谢紊乱，影响肝脏的正常代谢，同时身体也不能很好地吸收营养。

长期就餐不规律还会影响身体的抵抗力，也会间接对肝脏造成负担。规律的饮食是防止肝功能异常的前提条件。

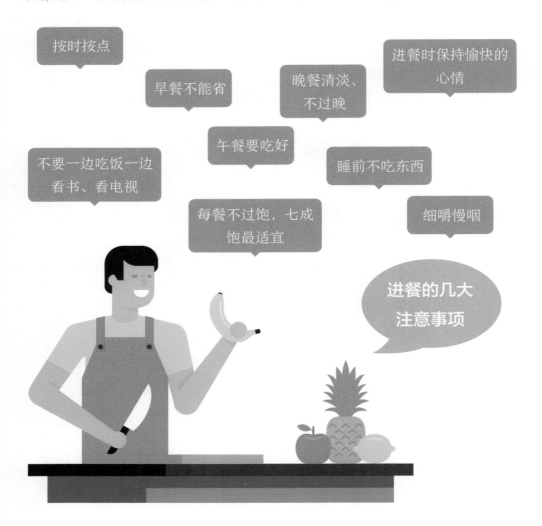

按时按点

早餐不能省

晚餐清淡、不过晚

进餐时保持愉快的心情

午餐要吃好

不要一边吃饭一边看书、看电视

睡前不吃东西

每餐不过饱，七成饱最适宜

细嚼慢咽

进餐的几大注意事项

绿色食物入肝，可适当多吃

按照中医养生五行理论，肝主绿色，绿色食物入肝经，常吃绿色食物可以疏肝解郁、缓解情绪。绿色食物包括各种绿叶蔬菜，比如荠菜、油菜、空心菜、莜麦菜、柿子椒、芦笋、苦瓜、西蓝花等；绿豆、青梅等也属于绿色食物。

从现代营养学的角度看，绿色食物富含维生素和矿物质，有帮助肝脏排毒、增强肝脏功能的作用。因此，日常饮食中可以有意识地多吃一些绿色食物。

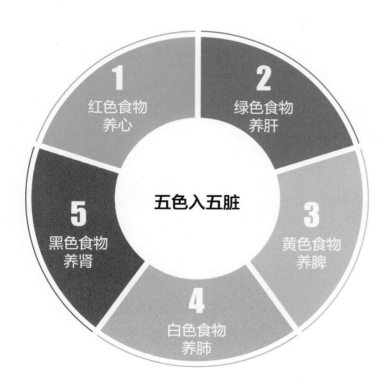

1 红色食物 养心
2 绿色食物 养肝
3 黄色食物 养脾
4 白色食物 养肺
5 黑色食物 养肾
五色入五脏

常吃酸，肝平安

中医认为，五味中的酸有收敛作用，适当吃酸可以滋养肝阴、疏肝解郁，能有效保护肝脏。现代临床研究发现，酸味食物有促进消化、保护肝脏、降血压、软化血管的功效。宜经常选用的酸味食物有乌梅、石榴、山楂、橙子等。因为辛甘可助阳生火，所以肝火旺盛的人要尽量避免食用油炸、辛辣、肥甘厚味、温热、湿腻的食物；而酸甘可以化阴生津，平时可以食用一些既酸又稍带甜味的食物，如番茄、草莓、乌梅等，可以化津生液、补阴血、退虚火。

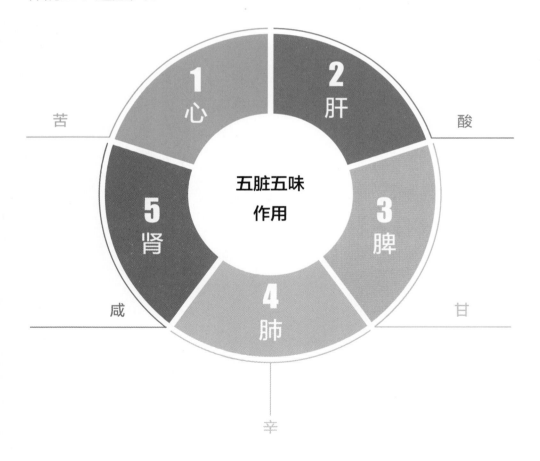

多摄取有抗氧化功效的食物

植物性功能成分通常具有强大的抗氧性，在延缓衰老、消除自由基、抵抗癌症等方面具有重要作用，在保护肝脏方面发挥的最大功效是促进肝脏排毒、预防肝癌等。植物性功能成分主要存在于各类蔬果中。

1 十字花科蔬菜

菜花、西蓝花、紫甘蓝、白萝卜含有黄酮类化合物、类胡萝卜素、萝卜硫素和吲哚等，能帮助肝脏抵抗各类化学毒素和致癌物。

2 含硫化物的食物

洋葱、大蒜、葱能促进肝脏生成谷胱甘肽，中和细胞中的自由基，起到解毒、抗衰老的作用。

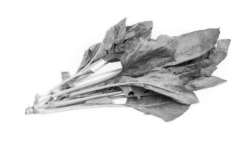

3 浆果

蓝莓、草莓、葡萄富含花青素、多酚等，能清除自由基，帮助肝脏细胞抵抗自由基侵害。

4 绿叶蔬菜

菠菜、韭菜富含叶绿素，可帮助肝脏排毒。

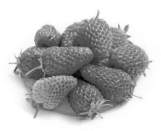

少盐

盐的摄入量每人每天 6 克以内就够了，有高血压等疾病者还要在此基础上减少摄入，同时当酒精性肝硬化引发水肿时也要控制盐的摄入。不仅如此，健康人也不能吃盐过多，否则会埋下健康隐患，引发高血压等慢性病。

● 减少饮食中盐分摄入的好方法

1 留意看不见的"隐形盐"

面包、挂面、油条、炸薯条、方便面、番茄沙司、豆豉、辣椒酱、泡菜、酸菜、虾皮、火腿等中含有较多盐分，烹饪时要相应减少盐的用量。

2 适当多吃蔬果

蔬菜和水果中富含钾、膳食纤维等物质，能够促进体内多余钠盐的排出，维持体内的钠钾平衡。

3 后放盐

烹饪时，在菜起锅前再放盐，可减少盐用量。

4 用酸味代替咸味

适当用醋、柠檬汁等调味，既可以减盐，又能让味道更好。

这些饮食习惯要避免

饮酒不加控制

酒精是损害肝脏健康的第一杀手，因为酒精进入人体后约90%是通过肝脏代谢的，饮酒过量或肝脏功能低下时饮酒都会加重肝脏负担。尤其对于已经罹患肝病的人来说，继续饮酒会使病情加重，因此急性肝炎、脂肪肝、肝硬化等患者一定要戒酒。

酒精本身对肝脏有一定的损害作用，还会影响肝脏对脂肪酸的分解和代谢，导致脂肪沉积在肝脏内引发脂肪肝。脂肪肝如果进一步发展极易演化为肝硬化。即便是正常人，饮酒也要适量，更不宜宿醉。

成年男性每日饮用酒精量不超过 **25** 克

25 克酒精 = 啤酒 **750** 毫升 = 葡萄酒 **250** 毫升 = **38**° 白酒 **75** 克

成年女性每日饮用酒精量不超过 **15** 克

15 克酒精 = 啤酒 **450** 毫升 = 葡萄酒 **150** 毫升 = **38**° 白酒 **50** 毫升

● 一定不能空腹饮酒

空腹状态下喝酒，胃会大量吸收酒精，这就需要肝脏不停地运转来分解这些酒精，大大增加了肝脏的负担。而且空腹时，肝脏没能及时得到运转所需的养分，此时代谢酒精属于超负荷劳动，容易损伤肝脏健康。因此，健康人饮酒也一定不能空腹，要先吃点东西，这样能让肝脏及时得到营养，有余力分解酒精。

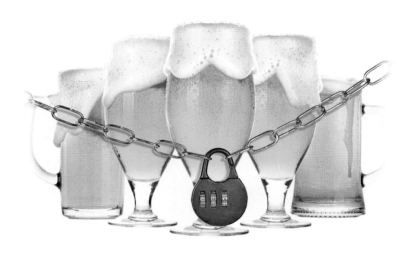

空腹饮酒还容易损伤胃黏膜。

● 不宜选择高脂、高热量的下酒菜

煎炸食物：炸鸡块、炸鱼柳、炸鸡翅等。

烧烤食物：烤羊肉串、烤腰子、烤鸡翅等。

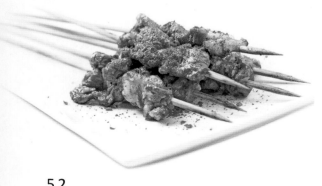
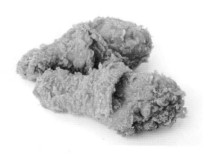

● **减少肝脏负担的下酒菜**

蛋白质类菜肴
鱼、畜禽肉、蛋、豆制品

代表菜肴：清蒸鲈鱼、熘鱼片、海带烧豆腐等。

对肝脏的好处：蛋白质是肝脏的组成成分，同时还能提高免疫力、增强肝脏的代谢能力、促进酒精代谢。

富含维生素、膳食纤维的蔬菜
绿叶菜、菌藻等

代表菜肴：蔬菜沙拉、煮毛豆、清炒莜麦菜、香菇油菜、黄瓜拌金针菇、芝麻拌海带丝等。

对肝脏的好处：大量的维生素、膳食纤维可促进肝脏代谢。

过多的食品添加剂

　　长期大量进食富含防腐剂、着色剂等食品添加剂的食物，会影响肝脏正常的解毒、代谢能力，加重肝脏负担，还会使已经罹患肝炎的人症状加重。

特别需要警惕的添加剂

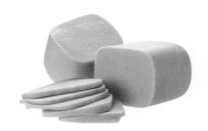

亚硝酸盐

主要来自香肠、火腿、腊肉、
熏肉、罐头等。

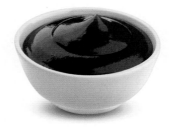

山梨酸

主要来自番茄沙司、酱菜、
泡菜等。

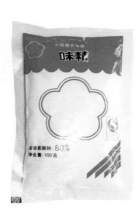

谷氨酸钠

主要来自味精等。

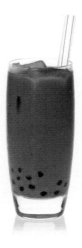

色素

主要来自点心、饮料、糖果等。

过食高脂食物

肥肉、油炸食品、动物内脏等富含饱和脂肪酸和胆固醇，不但会加重肝脏负担，还会导致血脂升高，诱发脂肪肝。

过食高糖食物

吃太多甜食最直接的结果是导致血糖升高，而多余的糖会转变成脂肪储存在体内，诱发脂肪肝。因此巧克力、糖果、糕点、冰激凌等不宜过食。

甜点进食后会迅速增加血糖浓度，糖尿病患者尤其应禁食。健康人也不宜多食，否则会导致肥胖，而肥胖是导致脂肪肝的主因。

过度节食

肝脏是人体内的营养加工厂，如果长期节食、偏食，少吃甚至不吃主食，就会导致营养不良；而一旦摄入的蛋白质不足，影响运载脂肪的脂蛋白的合成，脂肪就会堆积在肝脏里，容易导致脂肪肝。由此可见，脂肪肝不只是营养过剩时发生的，当营养不良时也容易出现。因此，合理饮食、均衡营养才能保证肝脏健康。

随便吃补药

肝脏的解毒功能很强大，同时肝脏的新陈代谢也很旺盛。正因为肝脏能解毒，摄入体内的食品添加剂、酒精、药物、烟尘等有害物质才不会严重威胁人体健康。

"是药三分毒"，任何药物都要由肝脏代谢、解毒，如果总是有事儿没事儿吃点补药，长期过度服用，就会加重肝脏负担，导致肝功能减退。所以，没病切忌滥服药，即便身体不适，也要在医生的指导下科学用药。

过食冷饮

雪糕、冰棒等冷饮虽能消暑，但是过度食用会损伤肠胃健康，而肠胃不适往往牵连肝脏受损。不仅如此，冷饮中的植物奶油是植物油加水经过氢化制成的，在氢化过程中会产生许多反式脂肪酸，易诱发脂肪肝。

常吃生鲜

醉虾、生三文鱼等海鲜容易含有细菌和寄生虫，一旦引发急性胃肠炎、痢疾，常可使原有的肝病恶化，甚至诱发肝昏迷。

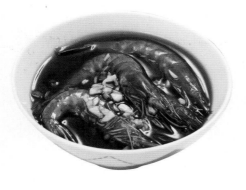
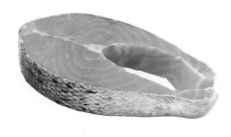

PART 3

日常饮食

选对吃对，
把好入口关

谷豆类

大米

提供热量，维持肝功能

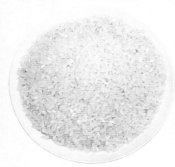

性味归经
性平，味甘，归脾、胃、肺经。

推荐用量
每天 100~150 克

每100 克可食部含量	
热量	346 千卡
蛋白质	7.9 克
脂肪	0.9 克
碳水化合物	77.2 克
铁	1.1 毫克
维生素 B$_1$	0.2 毫克

注：数据来源《中国食物成分表（标准版）》（第6版），后同。

为什么适宜吃

为肝脏提供热量

大米富含碳水化合物，而碳水化合物是保护肝脏的重要物质，对肝脏功能的正常发挥很重要；同时还能促进合成肝糖原，肝糖原储存在肝脏中，作为机体热量储备。

人群须知

推荐人群：一般人群均可。

慎食人群：糖尿病患者。

适宜吃法

- 大米有多种吃法，蒸饭或煮粥时搭配其他粗粮、豆类或蔬菜，如小米、红豆、胡萝卜等，可增加营养，更有利于肝脏健康。

营养巧搭配

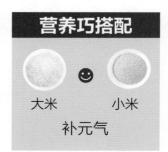

大米　☺　小米

补元气

二米饭

材料 大米 100 克，小米 30 克。

做法

1 大米、小米淘净。

2 电饭锅中加入适量清水，放入大米和小米，按下"煮饭"键，跳键后不要打开盖，再焖一小会儿更佳。

特别提醒

大米和小米做成的二米饭粗细搭配，不仅口感好，而且能增加膳食纤维的摄入，有预防脂肪肝的作用。

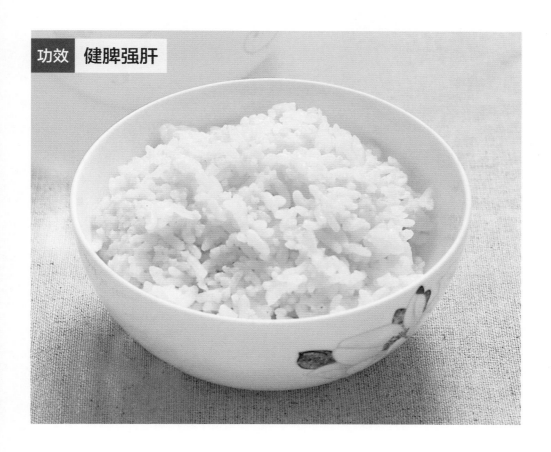

功效 健脾强肝

小米

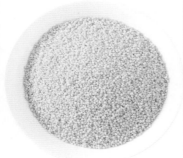

养脾护肝

性味归经		
性凉，味甘、咸；归脾、胃、肾经。		
推荐用量		
每天 50～100 克		

每100克可食部含量	
热量	361 千卡
蛋白质	9.0 克
脂肪	3.1 克
碳水化合物	75.1 克
胡萝卜素	100 微克
维生素 B_1	0.3 毫克

为什么适宜吃

促进代谢，养脾护肝

小米等谷类食物是护肝首选，含丰富的蛋白质和 B 族维生素。B 族维生素可促进物质代谢，将营养物质转化为热量，给肝脏"加油"。

人群须知

推荐人群：一般人群均可。

慎食人群：身体虚寒、小便清长者。

适宜吃法

• 小米熬粥不仅营养丰富，而且利于吸收，有"代参汤"之美称。建议最好与豆类、瘦肉等一起搭配食用。

营养巧搭配

小米　　　　山药
促进营养素吸收

小米山药粥

材料　山药 100 克，小米 60 克，大米 30 克。

做法

1 山药去皮，洗净，切小丁；小米和大米分别淘洗干净。

2 锅置火上，倒入适量清水烧开，下入小米和大米，大火烧开后转小火煮至米粒八成熟，放入山药丁煮至粥熟即可。

特别提醒

山药去皮很黏滑，在手上涂些盐和醋，再拿山药就不会手滑了，也不会影响山药的正常味道。

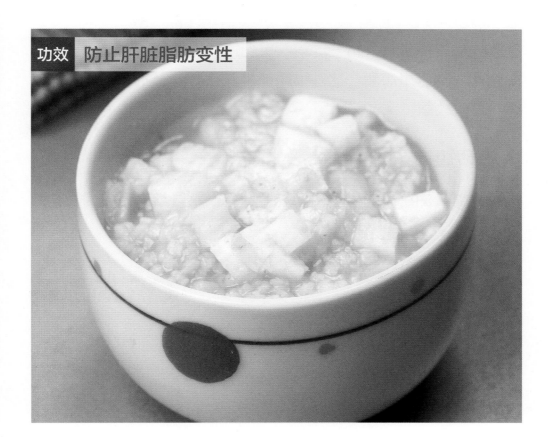

功效　防止肝脏脂肪变性

玉米

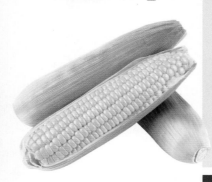

强化肝功能，预防脂肪肝

性味归经	每 100 克可食部含量（鲜玉米）	
性平，味甘；归大肠、胃经。	热量	112 千卡
	蛋白质	4.0 克
推荐用量	脂肪	1.2 克
每天 100 克	碳水化合物	22.8 克
	膳食纤维	2.9 克
	维生素 B_1	0.2 毫克

为什么适宜吃

强化肝脏功能

玉米作为谷类主食，富含淀粉、蛋白质和不饱和脂肪酸，还含有植物化学物玉米黄质，这些物质都是养护肝脏必不可少的，能够强化肝脏功能。

人群须知

推荐人群：便秘、消化不良、高血压、血脂异常、糖尿病及动脉硬化患者。

慎食人群：烟酸缺乏症患者。

适宜吃法

• 玉米可以磨成玉米面制作窝头、玉米饼，不仅保留了玉米的营养成分，还改善了口感，更易消化吸收。

营养巧搭配

玉米 😊 番茄

抗衰，开胃促食

番茄炒玉米

材料　番茄、甜玉米粒各 200 克。

调料　葱花、盐、白糖各 3 克。

做法

1 甜玉米粒洗净，沥干；番茄洗净，去皮，切丁。

2 锅置火上，倒油烧热，放入番茄丁、玉米粒炒熟，加入盐、白糖调味，撒葱花即可。

特别提醒

玉米粒也可以用鲜玉米棒搓粒，但一定带着胚芽食用，因为胚芽中含有丰富的维生素 E，可抗癌、抗氧化。

功效　**补肝生血**

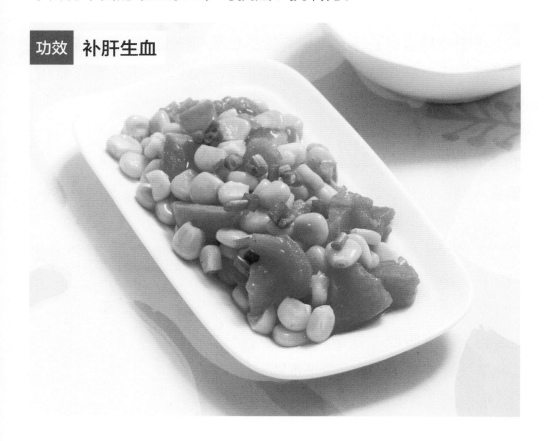

薏米

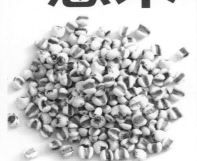

防止湿气对肝脏的影响

性味归经

性微寒，味甘、淡；
归脾、胃、肺经。

推荐用量

每天 30 克

每 100 克可食部含量	
热量	361 千卡
蛋白质	12.8 克
脂肪	3.3 克
碳水化合物	71.1 克
铁	3.6 毫克
烟酸	2.0 毫克

为什么适宜吃

防止湿气对肝脏的影响

薏米有良好的健脾祛湿功效。脾胃内如果湿气重，会直接影响肝脏功能，因此健脾祛湿可以起到间接养肝的效果。

人群须知

推荐人群： 糖尿病、高血压患者。

慎食人群： 汗少、尿多者。

适宜吃法

- 薏米洗净沥干后放锅内小火炒至微黄、略带焦斑、鼓起时取出。炒后偏微温，更利于肠胃吸收，祛湿效果也更好，体内湿气重的人可经常煮薏米水喝。

营养巧搭配

薏米　　　　芡实

祛湿健脾

芡实薏米老鸭汤

材料　芡实 30 克，薏米 50 克，老鸭 1 只。

调料　盐 3 克。

做法

1 薏米、芡实洗净，浸泡 3 小时；老鸭去毛及内脏，洗净，剁成块。

2 鸭块放入砂锅内，加适量清水，大火煮沸后加入薏米和芡实，小火炖煮 2 小时，加盐调味即可。

特别提醒

喝汤的时候最好撇去表层的浮油。

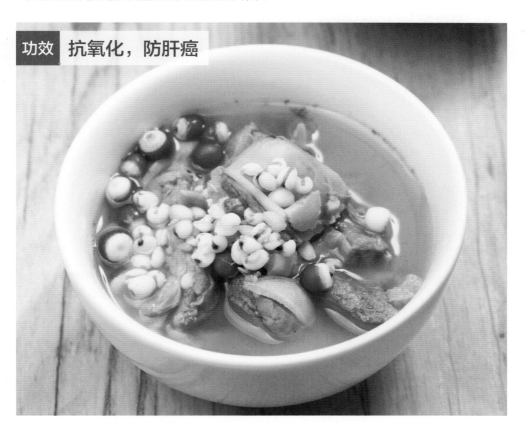

功效　抗氧化，防肝癌

燕麦

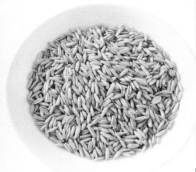

减少肝脏脂肪堆积

性味归经	每100克可食部含量	
性 平，味 甘；归肝、脾、大肠经。	热量	338 千卡
	蛋白质	10.1 克
推荐用量	脂肪	0.2 克
每天 50 克	碳水化合物	77.4 克
	钾	356 毫克
	膳食纤维	6.0 克

为什么适宜吃

减轻肝脏脂质沉积

燕麦中的不饱和脂肪酸能抑制血脂升高，减轻肝脏脂肪堆积。

人群须知

推荐人群： 脂肪肝、糖尿病、便秘、高血压、血脂异常、动脉硬化患者。

慎食人群： 消化不良者。

适宜吃法

- 燕麦中的 β - 葡聚糖是水溶性膳食纤维，煮食会大大增加 β - 葡聚糖的溶出，便于更好地被机体吸收利用。

- 燕麦虽好，但一次不宜吃得太多，以免造成胃痉挛或腹胀气。

营养巧搭配

燕麦 ☺ 牛奶

降低血脂

牛奶麦片粥

材料 燕麦片 100 克，大米 50 克，鲜牛奶 1 袋（250 毫升）。

调料 白糖 5 克。

做法

1 大米淘洗干净，浸泡 30 分钟。

2 锅内倒入适量清水，放入大米，大米煮沸后转小火煮约 30 分钟至粥稠烂，加入鲜牛奶，以中火煮沸，再加入燕麦片拌匀，熟后用白糖调味即可。

特别提醒

购买各种即食燕麦片时，一定看清配料表，确保是纯燕麦制作而成。

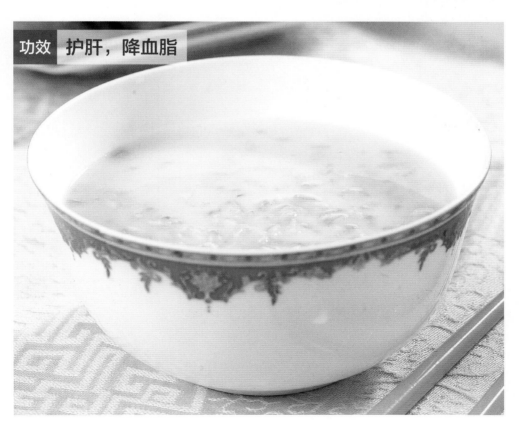

功效 护肝，降血脂

绿豆

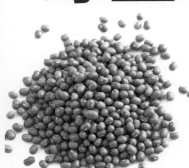

抗病毒，去肝火

性味归经	每100克可食部含量	
性寒，味甘；归心、肝、胃经。	热量	329 千卡
	蛋白质	21.6 克
推荐用量	脂肪	0.8 克
每天 40 克	碳水化合物	62.0 克
	胡萝卜素	130 微克
	维生素 B_1	0.3 毫克

为什么适宜吃

去肝火

根据中医"五豆补五脏"的说法，绿豆属于绿色食物，入肝，可以养肝护肝。此外，绿豆有清热降火的作用，能有效去除肝火。

人群须知

推荐人群： 在有毒环境下工作或经常接触有毒物质的人、高血压患者。

慎食人群： 正在服药者、脾胃虚寒者。

适宜吃法

• 夏季饮用绿豆汤，有解暑止咳的作用，还能去肝火。

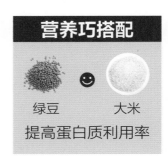

营养巧搭配

绿豆　☺　大米

提高蛋白质利用率

二米绿豆粥

材料 小米、绿豆、大米各20克。

做法

1 大米、小米分别淘洗干净，大米浸泡30分钟；绿豆洗净，提前一晚浸泡，放入蒸锅中蒸熟。

2 锅置火上，倒入适量清水烧开，放入大米、小米，大火煮沸后转小火煮30分钟，加入蒸好的绿豆，稍煮片刻即可。

功效 滋补肝脏

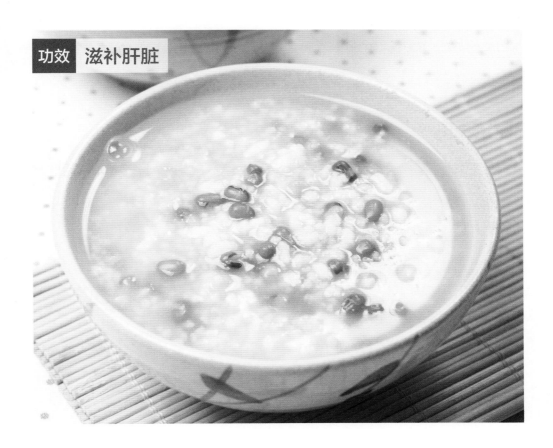

黑豆

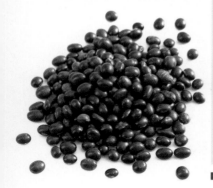

养肝补肾

性味归经	
性平，味甘；归脾、肾经。	

推荐用量	
每天 40 克	

每100 克可食部含量	
热量	401 千卡
蛋白质	36.0 克
脂肪	15.9 克
碳水化合物	33.6 克
铁	7.0 毫克
膳食纤维	10.2 克

为什么适宜吃

补虚、养肝血

黑豆富含铁，能补虚养血，血足可以养肝。此外，黑豆中富含抗氧化成分花青素，能够抵抗过氧化物对肝脏的损害。

人群须知

推荐人群： 脾虚水肿、脚气浮肿、脱发肾虚者，以及心脏病、糖尿病患者。

慎食人群： 尿酸过高者。

适宜吃法

• 醋泡黑豆有很好的保健功效，可以降脂降压、养肝养肾。具体做法是将黑豆炒熟后凉凉，然后放醋里浸泡 2 小时左右即可。

营养巧搭配

 ☺

黑豆　　　　　莲藕

提高肝功能

莲藕黑豆汤

材料 莲藕 300 克，黑豆 50 克，红枣 10 克。

调料 姜丝、陈皮各 5 克，盐 3 克。

做法

1 黑豆干炒至豆壳裂开，洗去浮皮；莲藕去皮，洗净，切片；红枣洗净；陈皮泡软，切丝。

2 锅置火上，倒入水煮沸，放入莲藕片、陈皮丝、姜丝、黑豆和红枣煮沸，转小火煮 1 小时，加盐调味即可。

功效 提高肝功能

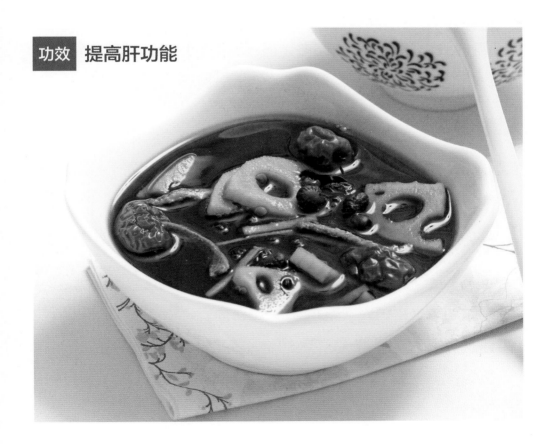

黄豆

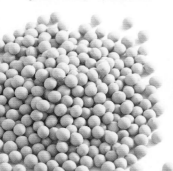

促进受损肝细胞的修复和再生

性味归经
性平，味甘；归脾、胃、大肠经。

推荐用量
每天 40 克

每100克可食部含量	
热量	390 千卡
蛋白质	35.0 克
脂肪	16.0 克
碳水化合物	34.2 克
膳食纤维	15.5 克
铁	8.2 毫克

为什么适宜吃

促进受损肝细胞的修复和再生

黄豆所含的大豆蛋白可以促进受损肝细胞的修复和再生，同时也有助于提高机体免疫力。

人群须知

推荐人群： 更年期女性、糖尿病和心血管病患者。

慎食人群： 食积腹胀者。

适宜吃法

• 黄豆制成豆腐、豆浆后，可以大大提高蛋白质和膳食纤维在人体的吸收利用率，能促进脂肪代谢，修复肝脏细胞，防止脂肪肝。

营养巧搭配

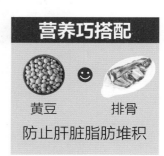

黄豆　😊　排骨

防止肝脏脂肪堆积

黄豆排骨汤

材料　黄豆150克，猪排骨500克。

调料　盐、料酒、葱白各适量。

做法

1 黄豆洗净，用水浸泡1小时，控干备用；猪排骨洗净，切小块。

2 锅置火上，放入适量油烧热，放入葱白，倒入排骨块，翻炒5分钟，加入料酒和盐，焖烧8分钟至出香味时盛入砂锅。

3 砂锅中加入黄豆和清水，水以浸没食材为度，大火烧开后倒入料酒，然后用小火慢煨2小时，至黄豆排骨均酥烂即可。

功效　防止肝脏脂肪堆积

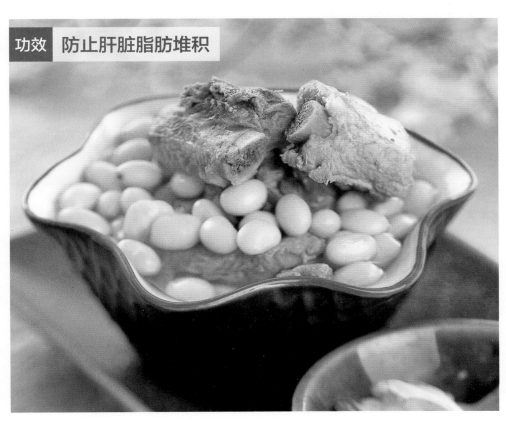

菠菜

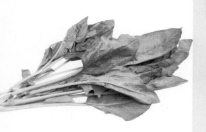

滋阴平肝

性味归经	每100克可食部含量	
性平，味甘；归肝、胃、大肠、小肠经。	热量	28 千卡
	蛋白质	2.6 克
推荐用量	脂肪	0.3 克
每天 100～150 克	碳水化合物	4.5 克
	胡萝卜素	2920 微克
	铁	2.9 毫克

为什么适宜吃

可疏肝气、补肝血

菠菜中铁的含量比一般蔬菜高，每100克菠菜含铁2.9毫克，可以补肝血，令人面色红润。中医认为，菠菜有滋阴平肝、补血止血、利五脏的作用，对因肝阴不足所致的头晕、贫血等有较好的辅助治疗作用。

人群须知

推荐人群：高血压、痔疮便血、贫血及坏血病患者。

慎食人群：肾结石患者。

适宜吃法

• 菠菜含草酸较多，会影响人体对钙的吸收，因此吃菠菜时应先用沸水焯烫一下。

营养巧搭配

菠菜　　　　　花生
抗氧化，防肝癌

花生拌菠菜

材料　菠菜 250 克，煮熟的花生米 50 克。

调料　姜末、蒜末、盐、醋各 3 克，香油少许。

做法

1 菠菜洗净，焯熟捞出，过凉，切段。

2 将菠菜段、花生米、姜末、蒜末、盐、醋、香油拌匀即可。

特别提醒

煮花生时先洗净，后用清水浸泡 5～6 小时，再煮会熟得更快。

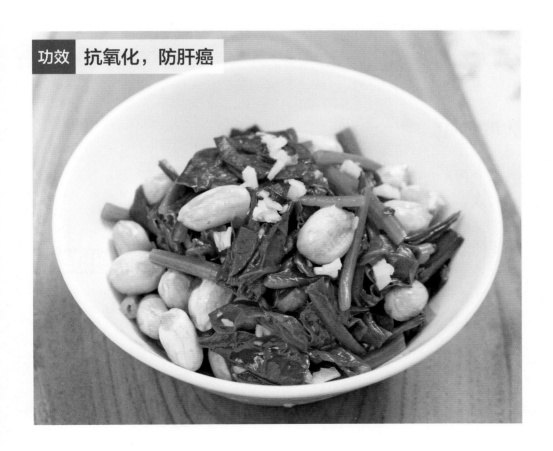

功效　抗氧化，防肝癌

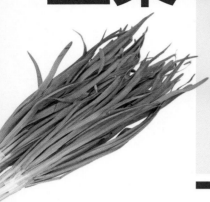

韭菜

疏肝理气，温补肝肾

性味归经		每 100 克可食部含量	
性温，味辛；归肝、肾、胃、肺经。		热量	25 千卡
		蛋白质	2.4 克
推荐用量		脂肪	0.4 克
每天 100 克		碳水化合物	4.5 克
		胡萝卜素	1596 微克
		维生素 C	2.0 毫克

为什么适宜吃

疏调肝气，温补肝肾

韭菜含有挥发性油及硫化物等特殊成分，散发出一种独特的辛香气味，有助于温补肝肾、增进食欲、促进消化。

人群须知

推荐人群：肝肾阴虚盗汗、遗尿、尿频、阳痿、遗精者。

慎食人群：口舌生疮、咽干喉痛及肝火过旺者。

适宜吃法

• 韭菜有很多吃法，可炒食，也可做馅，但要注意隔夜的熟韭菜最好不要吃。

营养巧搭配

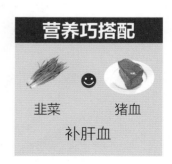

韭菜　　　　猪血

补肝血

韭菜烧猪血

材料　韭菜 200 克，猪血 100 克。

调料　盐 2 克，花椒粉适量。

做法

1 韭菜择洗干净，切段；猪血冲洗一下，切块。

2 锅内倒入植物油烧至七成热，撒入花椒粉炒香，倒入猪血块炒匀。

3 加适量水烧 8 分钟，放韭菜段炒出汤，加盐调味即可。

特别提醒

猪血要大火炒，可以更好地去除腥味。

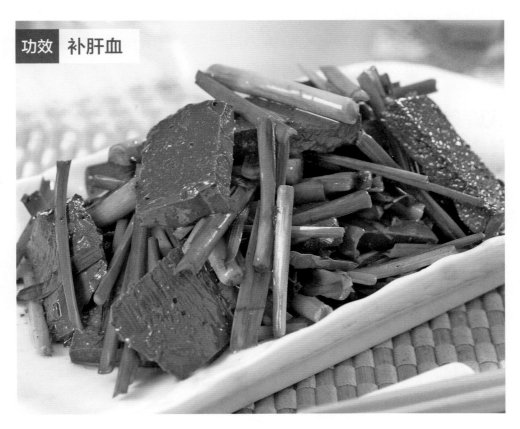

功效　补肝血

大白菜

促进肝脏的排毒功能

性味归经

性凉，味甘；归胃、肺、大肠经。

推荐用量

每天 100～150 克

每100克可食部含量	
热量	20 千卡
蛋白质	1.6 克
脂肪	0.2 克
碳水化合物	3.4 克
膳食纤维	0.9 克
维生素 C	37.5 毫克

为什么适宜吃

促进肝脏的排毒功能

肝脏是身体排毒的重要器官，大白菜可促进肝脏排毒。大白菜中富含膳食纤维和维生素 C，有润肠排毒、护肝保肝的作用。

人群须知

推荐人群：慢性和习惯性便秘、伤风感冒、肺热咳嗽者。

慎食人群：寒性体质、肠胃功能不佳者。

适宜吃法

• 大白菜的吃法很多，可炒、可炖、可煮、可涮，也可凉拌、做馅。

营养巧搭配

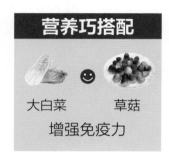

大白菜 ☺ 草菇

增强免疫力

草菇炒大白菜

材料　大白菜 300 克，草菇 150 克。

调料　葱花、姜末、蒜蓉各 5 克，盐 3 克。

做法

1 大白菜洗净，切薄片；草菇洗净，一切两半。

2 锅中油烧热，下姜末、蒜蓉、葱花爆香，再倒入大白菜片炒
　 至六成熟，下入草菇炒熟，加盐调味即可。

特别提醒

大白菜炒之前放入沸水中焯烫 2~3 分钟，捞出沥水，不仅可缩短
炒制时间，也可去除大白菜的苦味。

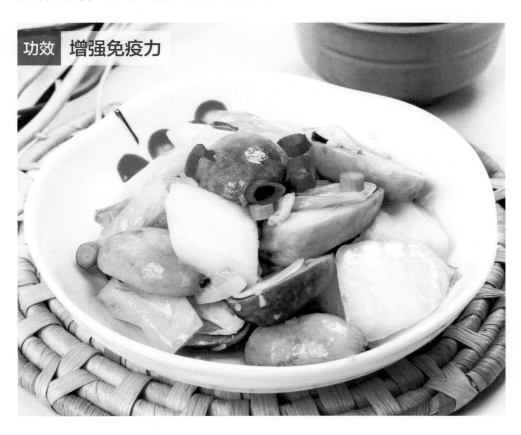

功效　增强免疫力

荠菜

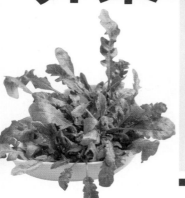

清肝利胆

性味归经	每100克可食部含量	
性凉，味甘、淡；归肝、膀胱、脾经。	热量	31 千卡
	蛋白质	2.9 克
	脂肪	0.4 克
推荐用量	碳水化合物	4.7 克
每天 100 克	胡萝卜素	2590 微克
	维生素 C	43.0 毫克

为什么适宜吃

促进肝脏排毒

荠菜富含维生素 C、胡萝卜素和膳食纤维，可加快肝脏排毒，降低血液及肝脏中胆固醇和甘油三酯含量，有助于保护肝脏健康。

人群须知

推荐人群： 血脂异常、高血压、冠心病、肥胖、糖尿病、肠癌及痔疮患者。

慎食人群： 便清泄泻者。

适宜吃法

• 荠菜本身带有一股清香的味道，因此烹制时，最好不要加入过多味重的调味品，以免抢味。

营养巧搭配

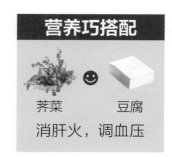

荠菜 😊 豆腐

消肝火，调血压

荠菜豆腐汤

材料 荠菜100克，嫩豆腐150克，鲜香菇50克。

调料 香油2克，盐1克，水淀粉5克。

做法

1 荠菜留根洗净，切碎；豆腐切丁；香菇洗净，去蒂，切丁。

2 起汤锅，放入清水，加豆腐丁、香菇丁，待水沸后加入荠菜碎。

3 荠菜熟时加入水淀粉勾芡。

4 加入适量香油、盐，起锅即食。

特别提醒

荠菜不宜久烧久煮，以免破坏其营养成分，因此宜最后再放。

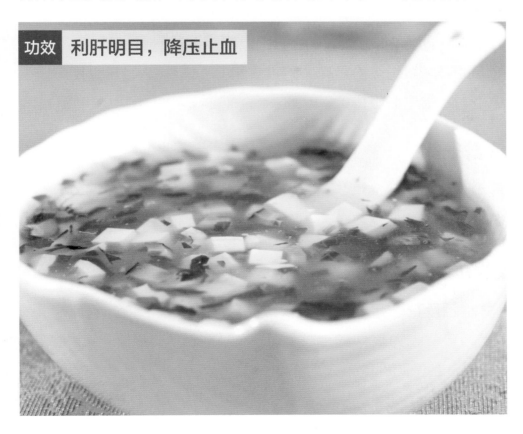

功效 利肝明目，降压止血

西蓝花

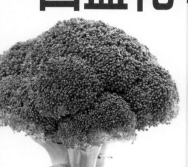

帮助肝脏解毒

性味归经

性平，味甘；归脾、肾、胃经。

推荐用量

每天 100~150 克

每100 克可食部含量	
热量	27 千卡
蛋白质	3.5 克
脂肪	0.6 克
碳水化合物	3.7 克
胡萝卜素	151 微克
维生素 C	56.0 毫克

为什么适宜吃

帮助肝脏解毒

西蓝花中所含的黄酮类化合物、类胡萝卜素、萝卜硫素和吲哚，可帮助肝脏解毒。西蓝花中的维生素 C 含量高，经常食用可增强免疫力，促进肝脏排毒。

人群须知

推荐人群：一般人群均可。

慎食人群：易胀气者。

适宜吃法

• 烹制西蓝花一定要掌握好火候，不宜过度加热，因为其中的活性物质受热易被破坏，会使防癌效果大大降低。

营养巧搭配

西蓝花　　番茄

防癌抗癌

番茄炒西蓝花

材料　西蓝花 250 克，番茄 100 克。

调料　盐 2 克。

做法

1　西蓝花去柄，掰小朵，洗净，放入沸水中焯烫 30 秒，捞出过凉，沥干；番茄洗净，切块。

2　炒锅置火上，倒油烧热，放入西蓝花快速翻炒，再放入番茄块，加盐调味即可。

特别提醒

西蓝花最好用手掰而不要用刀切，否则容易碎掉。

功效　**保护肝脏**

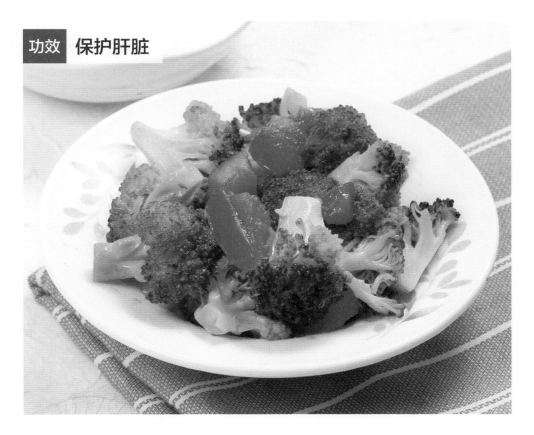

莴笋

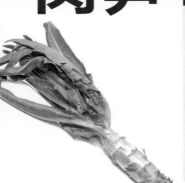

养肝利水，增进食欲

性味归经
性凉，味甘、苦；归小肠、胃经。

推荐用量
每天 100~150 克

每100克可食部含量	
热量	15 千卡
蛋白质	1.0 克
脂肪	0.1 克
碳水化合物	2.8 克
胡萝卜素	150 微克
钾	212 毫克

为什么适宜吃

柔肝养肝，增进食欲

莴笋茎叶中含莴笋素，而莴笋素可促进胃液、消化酶及胆汁分泌，有助于增进食欲。

人群须知

推荐人群： 一般人群均可。

慎食人群： 腹泻、体寒者。

适宜吃法

• 莴笋适用于烧、拌、炝、炒等烹调方法，也可做汤和配料等，但要注意不宜过度加热，以免影响其脆感。

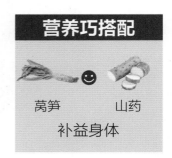

营养巧搭配

莴笋 ☺ 山药

补益身体

凉拌莴笋丝

材料　莴笋 400 克。

调料　盐 2 克，香油 3 克。

做法

1 莴笋去皮、叶，洗净后用擦丝器擦成细丝。

2 莴笋丝装盘，加盐、香油拌匀即可。

特别提醒

莴笋怕咸，盐要少放才好吃，这道菜尤其如此。此外，莴笋放太多调料会影响其本身的味道，反而使菜的口感受影响。

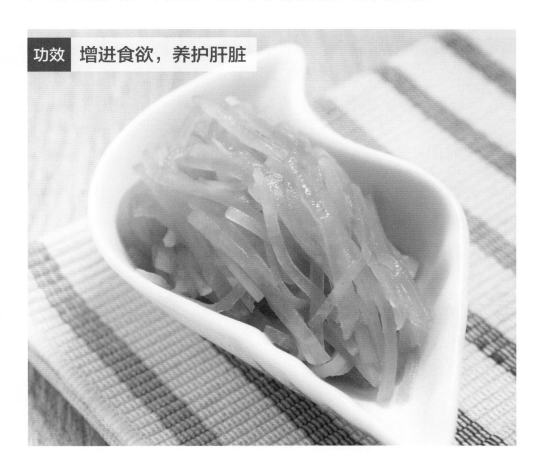

功效　**增进食欲，养护肝脏**

黄瓜

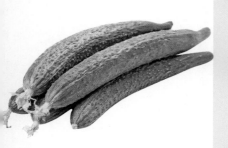

保护肝脏，降低胆固醇

性味归经	每100克可食部含量	
性凉，味甘；归肺、胃、脾经。	热量	16 千卡
	蛋白质	0.8 克
推荐用量	脂肪	0.2 克
每天 100～200 克	碳水化合物	2.9 克
	胡萝卜素	90 微克
	钾	102 毫克

为什么适宜吃

保护肝脏，降低胆固醇

黄瓜中含有抑制糖类物质转化为脂肪的丙醇二酸，对于减肥消肿、降低胆固醇及防治脂肪肝有帮助。

人群须知

推荐人群： 脂肪肝、慢性肝炎、肥胖、高血压、血脂异常、水肿、糖尿病等患者。

慎食人群： 脾胃虚弱、腹痛腹泻、肺寒咳嗽者。

适宜吃法

• 黄瓜的吃法有很多，可以凉拌、快炒，也可以做汤，但以凉拌最为常见。

营养巧搭配

黄瓜　　　　鸡蛋

提高身体免疫力

黄瓜鸡蛋汤

材料　黄瓜 150 克，鸡蛋 2 个，胡萝卜 50 克。

调料　盐 2 克。

做法

1 黄瓜洗净，切薄片；鸡蛋打散，搅匀；胡萝卜洗净，切薄片，焯熟。

2 锅内倒适量清水烧开，倒入胡萝卜片、黄瓜片煮沸，倒入打散的鸡蛋液搅匀，加盐调味即可。

功效　**降低胆固醇**

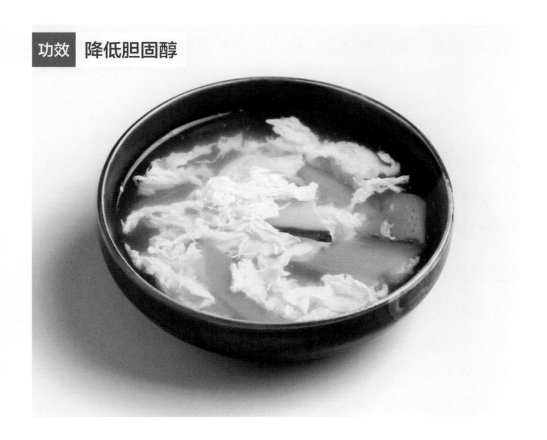

苦瓜

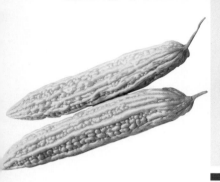

促进肝脏脂肪代谢

性味归经	每100克可食部含量	
性寒，味苦；归心、脾、肺经。	热量	22 千卡
	蛋白质	1.0 克
推荐用量	脂肪	0.1 克
每天 100 克	碳水化合物	4.9 克
	胡萝卜素	100 微克
	维生素 C	56.0 毫克

为什么适宜吃

降脂调糖

苦瓜中含有丰富的苦味素，能减少脂肪的摄取，有利于保护肝脏。中医认为，苦瓜味苦，有消暑泻火、解热除烦、凉血护肝的作用。

人群须知

推荐人群： 糖尿病、癌症患者及一般人群。

慎食人群： 脾胃虚寒者。

适宜吃法

- 烹调苦瓜，最好用大火快炒或凉拌，因为烹调的时间过长，水溶性维生素会释出而流入菜汁中，或随蒸汽挥发掉，不但影响口感，也会造成营养成分流失，降低营养价值。

营养巧搭配

苦瓜	木耳

滋阴润燥，清肝明目

苦瓜拌木耳

材料 苦瓜 200 克，水发木耳 50 克，红甜椒 25 克。

调料 蒜末 10 克，盐、生抽各 2 克，醋 5 克，橄榄油 3 克。

做法

1 苦瓜洗净，去瓤，切片；木耳撕成小朵；红甜椒洗净，切丝；将蒜末、盐、生抽、醋、橄榄油调成汁备用。

2 将木耳、苦瓜片分别焯熟，捞出过凉。

3 将所有材料放在盘中，倒入调味汁，拌匀即可。

功效 预防脂肪堆积

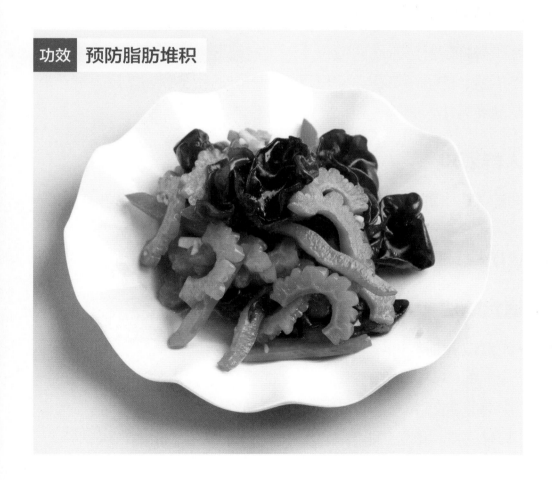

冬瓜

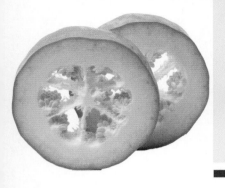

减少并预防肝脏脂肪的堆积

性味归经

性微寒，味甘、淡；归肺、大肠、小肠、膀胱经。

推荐用量

每天 100 克

每100 克可食部含量	
热量	10 千卡
蛋白质	0.3 克
脂肪	0.2 克
碳水化合物	2.4 克
钾	57 毫克
维生素 C	16.0 毫克

为什么适宜吃

减少并抑制肝脏脂肪的堆积

冬瓜所含的丙醇二酸不仅可以促进人体的新陈代谢，还有助于抑制糖类转化为脂肪，防止肝脏脂肪的堆积。

人群须知

推荐人群： 动脉硬化症、肝硬化腹水、冠心病、高血压、肾炎、水肿等患者及一般人群。

慎食人群： 脾胃虚寒、久病滑泄、阳虚肢冷者。

适宜吃法

• 冬瓜皮降血脂的功效比瓜肉效果好，煲汤的时候可以带皮烹饪，尤其适合伴血脂异常的肝病患者食用。如果冬瓜炒吃最好去皮，以免口感硬。

营养巧搭配

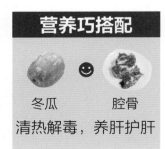

冬瓜　　腔骨

清热解毒，养肝护肝

冬瓜腔骨汤

材料 冬瓜 300 克，猪腔骨 200 克，枸杞子 5 克。

调料 葱段、姜片、料酒、盐各适量。

做法

1 冬瓜削皮，去子，切方块，放入沸水中焯一下，捞出备用；腔骨剁成块，焯水几分钟后捞出，洗净备用。

2 锅置火上，放入植物油烧热，下入葱段、姜片炝锅，加入料酒、适量清水，放入腔骨块，大火烧开，转小火炖 1 小时，加适量盐，再放入冬瓜块，炖 15 分钟至冬瓜熟软，加枸杞子即可。

功效 **清热解毒，养肝护肝**

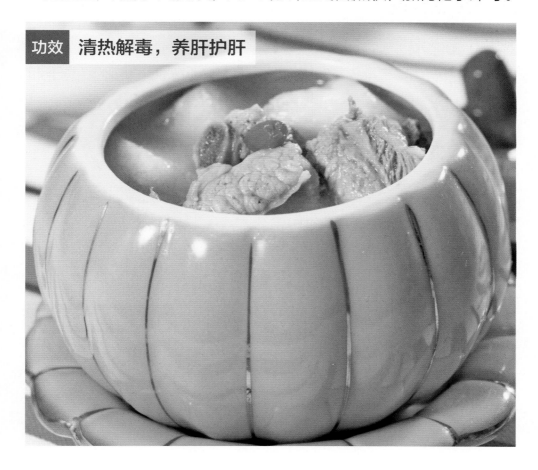

洋葱

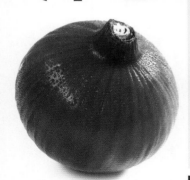

降低胆固醇，减轻肝脏负担

性味归经	每100克可食部含量	
性温，味甘、辛；归肺经。	热量	40千卡
	蛋白质	1.1克
推荐用量	脂肪	0.2克
每天100克	碳水化合物	9.0克
	钾	147毫克
	维生素E	0.1毫克

为什么适宜吃

减轻肝脏负担，保护肝脏

洋葱中的硫化物等有抗自由基的作用，有助于保护肝脏；所含钾有助于利水消肿。

人群须知

推荐人群： 高血压、血脂异常、动脉硬化、糖尿病患者。

慎食人群： 皮肤瘙痒性疾病和患有眼疾、眼部充血者。

适宜吃法

- 烹制时在大火热油中投入切好的洋葱，再加少许料酒，不仅可防止焦煳，而且味道更鲜美。

- 洋葱本身易熟，为更多地保存其营养成分，烹制时不宜加热时间过长。

营养巧搭配

洋葱　　　　　猪瘦肉

扩张血管，补铁

洋葱炒肉丝

材料　洋葱 200 克，猪瘦肉 50 克。

调料　葱末、蒜末各 5 克，酱油、料酒各 3 克，盐 2 克。

做法

1 洋葱去皮，洗净，切片；猪瘦肉洗净，切丝，用酱油、料酒腌渍 10 分钟。

2 锅内倒油烧至七成热，爆香葱末、蒜末，滑入肉丝迅速炒散，至变色后加入洋葱片翻炒，直到炒出香味，加盐调味即可。

功效　减轻肝脏负担

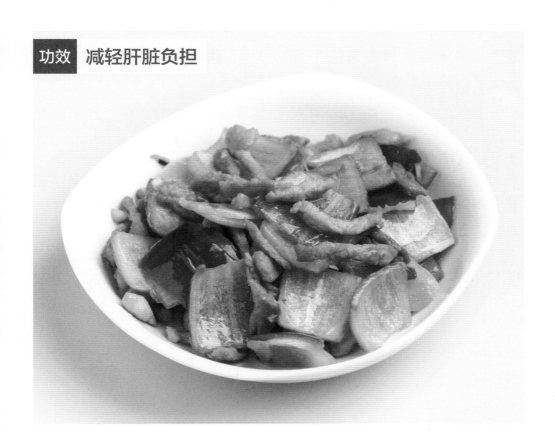

茄子

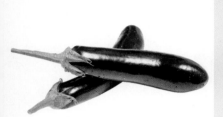

降低胆固醇，保护肝脏

性味归经	每100克可食部含量	
性凉，味甘；归脾、胃、大肠经。	热量	23千卡
	蛋白质	1.1克
推荐用量	脂肪	0.2克
每天100~150克	碳水化合物	4.9克
	膳食纤维	1.3克
	烟酸	0.6毫克

为什么适宜吃

保护肝脏健康

茄子含有烟酸，有助于改善毛细血管脆性，防止小血管出血，具有保护肝脏的功效。

茄子中含有龙葵素等生物碱，对于抑制肿瘤细胞的增殖有一定作用。

人群须知

推荐人群： 心血管疾病、胃癌与直肠癌患者及一般人群。

慎食人群： 脾虚滑泄者。

适宜吃法

• 茄子宜采用烧、焖、蒸、拌等烹调方法，且最好带皮一起吃，因为茄子皮中含有较多的营养成分。

营养巧搭配

 😊

茄子　　　大蒜

抗压，解毒

蒜蓉蒸茄子

材料 茄子400克，蒜蓉20克。

调料 盐、香油各适量。

做法

1 茄子洗净，从中间剖开，放入盘中。

2 锅内加少量油烧热，放入蒜蓉、盐炒香成蒜蓉汁。

3 将蒜蓉汁浇淋在茄子上，放入蒸笼中，大火蒸制10分钟后取出，淋上香油即可。

特别提醒

茄子切好以后要尽快烹调，以免氧化变黑。

功效 防癌抗癌

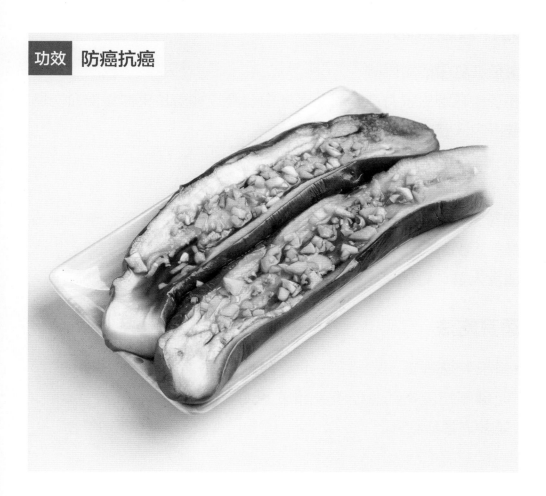

番茄

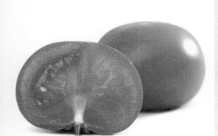

凉血平肝，护肝养肝

性味归经

性微寒，味甘、酸；归肝、脾、胃经。

推荐用量

每天 100~200 克

每100 克可食部含量	
热量	15 千卡
蛋白质	0.9 克
脂肪	0.2 克
碳水化合物	3.3 克
维生素 C	14.0 毫克
钾	179 毫克

为什么适宜吃

降低肝脏中的胆固醇

番茄中的维生素 C 具有良好的护肝作用。番茄中的果胶对预防脂肪肝有一定效果。

人群须知

推荐人群： 习惯性牙龈出血、高血压、急慢性肝炎、急慢性肾炎、近视患者及一般人群。

慎食人群： 胃溃疡患者。

适宜吃法

•番茄吃法很多，炒食、煲汤、炖食及生吃都不错；番茄生吃补充维生素 C，熟吃补充番茄红素。

营养巧搭配

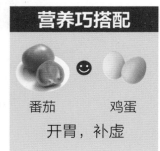

番茄　　　　鸡蛋

开胃，补虚

番茄炒鸡蛋

材料　番茄 200 克，鸡蛋 2 个。

调料　盐 2 克。

做法

1 番茄洗净，切块。

2 鸡蛋冲洗，磕开打散，炒熟备用。

3 锅烧热，倒少许油，放入番茄块翻炒约 2 分钟，投入炒熟的鸡蛋，再加入盐，翻炒 1 分钟即可。

特别提醒

番茄熟吃宜买大红色的，其中的番茄红素相对更丰富。

功效　**促进肝细胞修复**

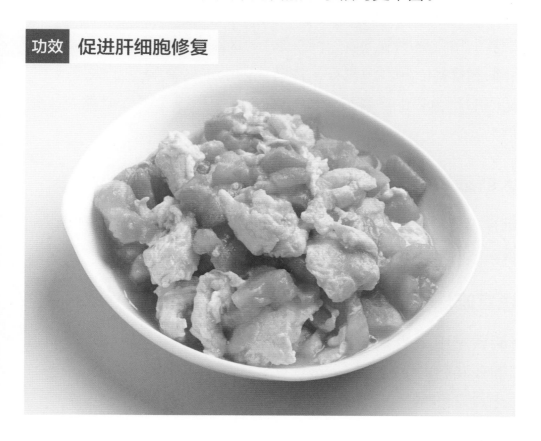

胡萝卜

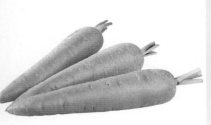

养肝明目

性味归经

性平，味甘、辛；
归脾、肝、肺经。

推荐用量

每天 100~150 克

每 100 克可食部含量	
热量	32 千卡
蛋白质	1.0 克
脂肪	0.2 克
碳水化合物	8.1 克
胡萝卜素	4107 微克
维生素 E	0.3 毫克

为什么适宜吃

净化肝脏，增强免疫力

胡萝卜中含有胡萝卜素、维生素 E，对细胞膜有保护作用，促进肝细胞修复。胡萝卜素在人体转化为维生素 A 有益于保护视力。胡萝卜所含有的多种矿物质（如铁、铜和锌）可以增强人体免疫力。

人群须知

推荐人群： 癌症、高血压、夜盲症、营养不良、食欲不振等患者。
慎食人群： 皮肤黄染者。

适宜吃法

• 胡萝卜中的胡萝卜素是脂溶性维生素，需在油脂中才能更好地被消化吸收和转化。因此最好油烹后食用。

营养巧搭配

胡萝卜　😊　莴笋
保护眼睛，清热去火

莴笋炒胡萝卜

材料　胡萝卜200克，莴笋100克。

调料　胡椒粉1克，白糖5克，盐3克。

做法

1 莴笋去皮、去叶，洗净，切菱形片；胡萝卜洗净，去皮，切菱形片。

2 锅置火上，放油烧热，放入莴笋片、胡萝卜片炒至断生，加盐、胡椒粉炒匀，放白糖调味即可。

特别提醒

莴笋也可以换成香菇，从营养与色泽搭配上也不错。

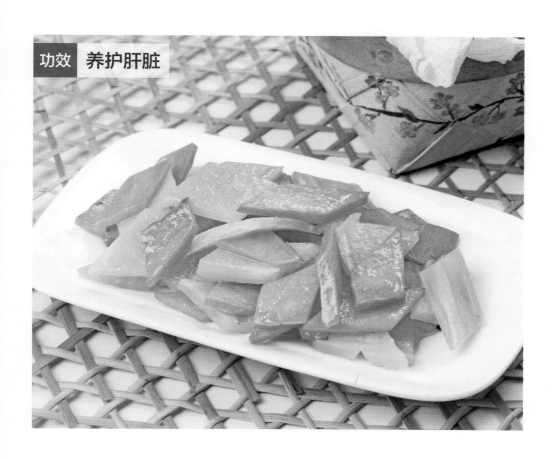

功效　**养护肝脏**

莲藕

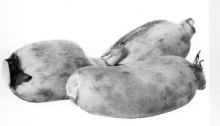

补脾养肝

性味归经

性寒，味甘；归心、肝、脾、胃经。

推荐用量

每天 100 克

每100克可食部含量	
热量	47 千卡
蛋白质	1.2 克
脂肪	0.2 克
碳水化合物	11.5 克
维生素 C	19.0 毫克
铁	0.3 毫克

为什么适宜吃

减少肝脏多余的脂肪

莲藕含有黏蛋白，可促进蛋白质和脂肪的消化，减少肝脏脂肪的堆积，起到保肝护肝的作用。

中医认为"见肝之病，知肝传脾，当先实脾"，莲藕熟食有益胃健脾、滋补肝肾的作用。

人群须知

推荐人群：食欲不振、肺炎、肠炎患者及一般人群。

慎食人群：女性产后不宜生食。

适宜吃法

•莲藕顶端香甜脆嫩，焯后凉拌鲜食；第二、三节稍老，可做汤或炸藕夹；第四节及之后更适于炒食或做藕粉。

营养巧搭配

莲藕　　　　木耳

减少肝脏脂肪

木耳拌藕片

材料　干木耳5克，莲藕150克，花生米30克。

调料　盐1克，蒜末、香菜末、白糖、生抽、醋、香油各适量。

做法

1 木耳提前2小时泡发，洗净，焯水；莲藕去皮切片，焯水，用凉水浸泡10分钟。

2 冷锅冷油，倒入花生米，小火慢炸至熟，捞出控油备用。

3 将藕片控干水分，与木耳、花生米、香菜末、蒜末、白糖、盐、生抽、醋、香油拌匀即可。

特别提醒

莲藕削去外皮后应尽快下锅烹制，以免氧化变黑。

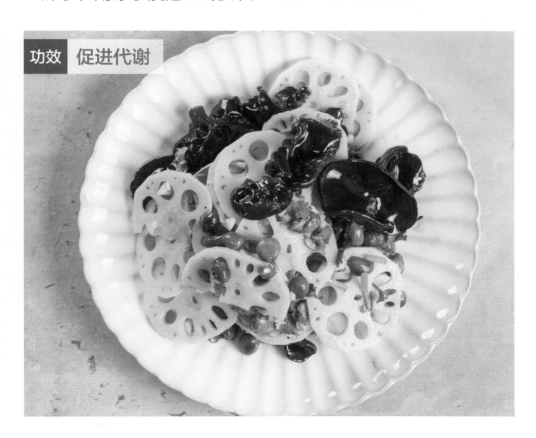

功效　促进代谢

红薯

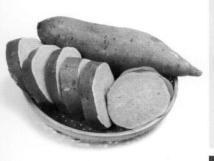

降低胆固醇，排毒养肝

性味归经

性平，味甘；归脾、肾经。

推荐用量

每天 100～150 克

每100克可食部含量	
热量	102 千卡
蛋白质	1.1 克
脂肪	0.2 克
碳水化合物	24.7 克
胡萝卜素	750 微克
维生素 C	26.0 毫克

为什么适宜吃

降低胆固醇

红心红薯中含有丰富的胡萝卜素，在人体内可转化成维生素 A，能降低血清胆固醇，减少肝脏脂肪堆积。红薯还含有黏蛋白、膳食纤维和维生素 C 等营养成分，经常适量食用可防止肝脏和肾脏细胞老化。

人群须知

推荐人群： 一般人群均可。

慎食人群： 胃溃疡患者、胃酸过多者。

适宜吃法

• 红薯的吃法很多，可蒸可煮，也可跟米、豆类一起做饭煮粥。

营养巧搭配

红薯　　　莲子
缓解习惯性便秘，
辅助治疗慢性肝炎

醋熘红薯丝

材料 红薯 400 克。

调料 盐 2 克，白糖、醋各适量。

做法

1 红薯洗净，去皮，切丝。

2 锅置火上，倒入植物油烧热，放入红薯丝翻炒，调入盐翻炒
  至熟，加白糖、醋调味即可。

特别提醒

红薯淀粉多，用清水浸泡掉多余的淀粉再烹调，酸甜脆爽，比土
豆丝的口感还好。但要注意炒的时间不宜过久，以免成泥。

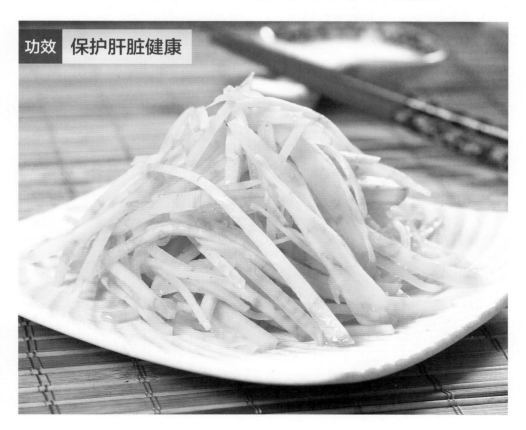

功效 **保护肝脏健康**

山药

防止脂肪堆积，调节免疫力

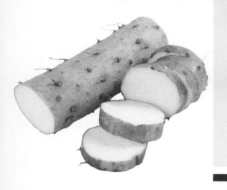

性味归经	每100克可食部含量	
性平，味甘；归肺、脾、肾经。	热量	57 千卡
	蛋白质	1.9 克
推荐用量	脂肪	0.2 克
每天 100～150 克	碳水化合物	12.4 克
	钾	213 毫克
	膳食纤维	0.8 克

为什么适宜吃

防止脂肪堆积，调节免疫

山药富含黏蛋白，可防止脂肪堆积；富含山药多糖，可调节人体免疫力，强体补虚。

人群须知

推荐人群： 虚劳咳嗽、糖尿病、食少体倦、泄泻以及脾胃、肾气亏虚者。

慎食人群： 胸腹胀满、大便干燥者。

适宜吃法

• 山药吃法多样，炒食、煮粥、煲汤、炖食都可，宜荤宜素。

营养巧搭配

山药	胡萝卜

降低胆固醇

家常炒山药

材料　山药 100 克，胡萝卜、水发木耳各 50 克。

调料　葱末、姜末、香菜段各 5 克，盐 2 克。

做法

1　胡萝卜洗净，去皮，切片；木耳洗净，撕成片；山药洗净，去皮，切片。

2　油锅烧热，爆香葱末、姜末，放胡萝卜片、山药片翻炒均匀，再加入木耳炒熟，加盐调味，撒香菜段即可。

特别提醒

喜欢脆爽口感的，可以炒的时间短一点；如果喜欢软烂一些，不妨稍加一些水微炖一下。

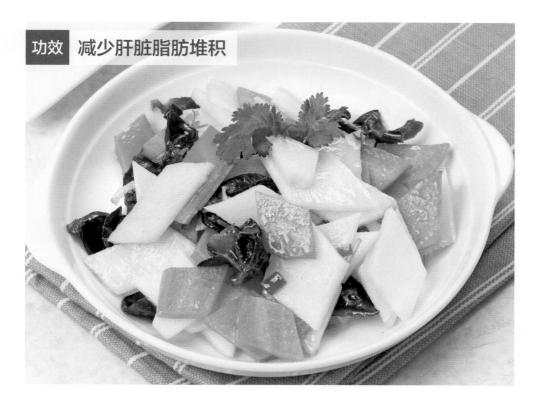

功效　减少肝脏脂肪堆积

木耳

补血养肝，提高肝脏解毒能力

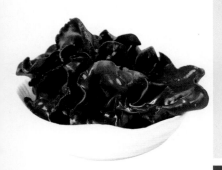

性味归经	
性平，味甘；归肺、脾、大肠、肝经。	

推荐用量	
每天 50 克（水发）	

每100克可食部含量	
热量	27 千卡
蛋白质	1.5 克
脂肪	0.2 克
碳水化合物	6.0 克
铁	5.5 毫克
膳食纤维	2.6 克

为什么适宜吃

促进肝脏排毒

木耳含铁，常吃可以养血驻颜，预防缺铁性贫血。木耳中含有丰富的植物胶质，具有良好的吸附能力，可清洁血液、促进肝脏排毒。

人群须知

推荐人群： 一般人群均可食用，尤其适合血脂异常、心脑血管疾病、结石患者及缺铁的素食者。

慎食人群： 出血性疾病患者。

适宜吃法

• 干木耳烹调前可用米汤浸泡，泡发的木耳肥大、松软、味道鲜美。

营养巧搭配

木耳　　　黄瓜
防止胆固醇堆积

木耳拌黄瓜

材料 水发木耳、黄瓜各 150 克。

调料 醋、橄榄油各适量，盐 2 克。

做法

1 水发木耳择洗净，入沸水中焯透，捞出，沥干水分，凉凉，切丝；黄瓜洗净，切丝。

2 取小碗，放入醋、盐、橄榄油搅拌均匀，制成调味汁。

3 取盘，放入黄瓜丝和木耳丝，淋入调味汁拌匀即可。

功效 提高肝脏解毒能力

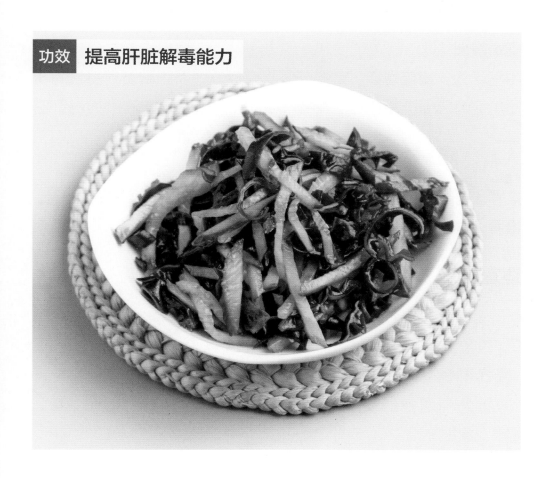

海带

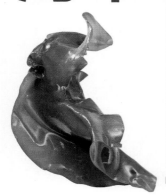

祛脂护肝

性味归经

性寒，味咸；归肝、胃、肾经。

推荐用量

每天 50 克（鲜品）

每100克可食部含量（干品）	
热量	90 千卡
蛋白质	1.8 克
脂肪	0.1 克
碳水化合物	23.4 克
膳食纤维	6.1 克
钙	348 毫克

为什么适宜吃

平抑肝火

中医认为，海带性寒，可抑制肝火窜逆，辅治肝阳上亢引起的高血压。海带中丰富的膳食纤维可促进肠胃蠕动，减轻肝脏负担。

人群须知

推荐人群：缺碘、动脉粥样硬化、骨质疏松、营养不良性贫血患者。

慎食人群：胃寒胃痛、甲亢患者。

适宜吃法

• 干海带外表覆盖着一层类似白霜的物质，那是重要的营养成分——甘露醇，具有降压利尿和消肿的作用，因此干海带应挑选白霜多的。泡发后的海带可炖、炒、凉拌。

营养巧搭配

海带　　豆腐

利尿消肿，瘦身

海带炖豆腐

材料 豆腐 300 克，水发海带 150 克。

调料 葱花、姜末各 5 克，盐 2 克。

做法

1 海带洗净，切块；豆腐切块，放沸水中煮一下，捞出凉凉。

2 锅内倒入适量油，待油烧热时放入姜末、葱花煸香，然后放入豆腐块、海带块，加适量清水，大火煮沸，转小火炖，调入盐即可。

功效 养肝排毒，降脂降压

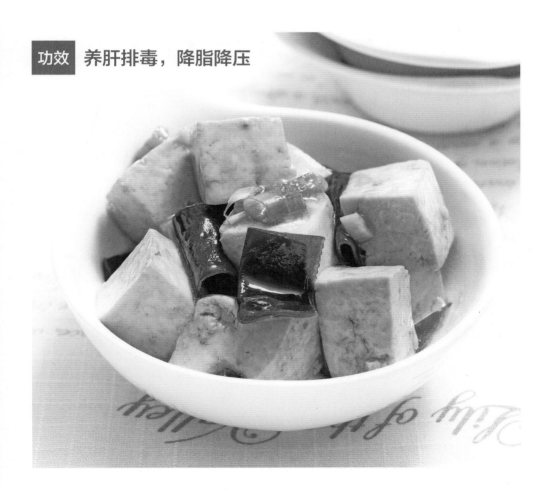

水果类

苹果

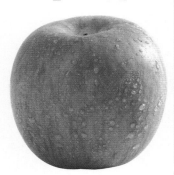

清肝养肝，降胆固醇

性味归经	每100 克可食部含量	
性凉，味甘、微酸；归脾、胃、心经。	热量	53 千卡
	蛋白质	0.4 克
推荐用量	脂肪	0.2 克
每天 100～200 克	碳水化合物	13.7 克
	膳食纤维	1.7 克
	维生素 E	0.4 毫克

为什么适宜吃

养肝排毒，降低胆固醇

苹果中含有的维生素、矿物质具有养肝排毒、生津止渴等功效。苹果中含有丰富的果胶，有助于促进肠道蠕动，可以帮助人体清除体内的垃圾，减少血液中的胆固醇含量。

人群须知

推荐人群： 慢性胃炎、消化不良者。

慎食人群： 胃寒者、糖尿病患者。

适宜吃法

- 苹果可生吃，也可熟吃。生吃苹果可通便；而熟吃则调治腹泻，做法是把苹果洗净，去皮，切小块，隔水蒸熟吃。

营养巧搭配

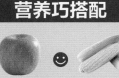

苹果　　　玉米

缓解便秘，瘦身

苹果玉米鸡腿汤

材料　苹果、玉米、鸡腿各 100 克。

调料　姜片 3 克，盐少许。

做法

1 鸡腿去皮，焯一下；苹果洗净，去皮、去核，切块；玉米洗净，切段。

2 锅置火上，倒入适量清水，然后放入鸡腿、玉米段、苹果块和姜片，大火煮沸，转小火煲 40 分钟，调入盐即可。

功效　减少胆固醇吸收

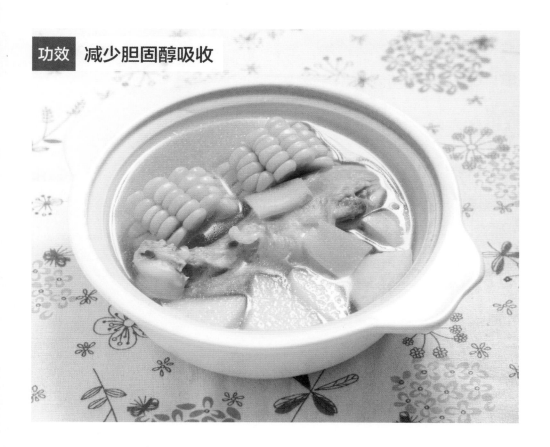

梨

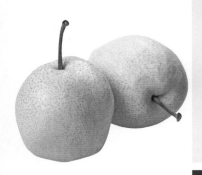

清肝火，降血压

性味归经	每100克可食部含量	
性凉，味甘、微酸；归肺、胃、心经。	热量	51 千卡
	蛋白质	0.3 克
推荐用量	脂肪	0.1 克
每天100克	碳水化合物	13.1 克
	膳食纤维	2.6 克
	维生素 E	0.5 毫克

为什么适宜吃

辅助调理肝炎、肝硬化

梨中含有果糖和葡萄糖等，具有保肝、助消化、促进食欲的作用，可用于肝炎、肝硬化患者的辅助治疗。

人群须知

推荐人群：咳嗽痰稠或无痰、咽喉发痒干咳者；慢性支气管炎、肺结核患者；高血压、心脏病、肝炎、肝硬化患者。

慎食人群：胃寒、腹泻者。

适宜吃法

• 进食动物性食物后吃点梨，可以降低胆固醇对身体的负面影响。

营养巧搭配

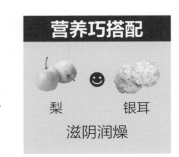

梨　😊　银耳

滋阴润燥

莲子雪梨银耳羹

材料 雪梨 200 克，莲子 30 克，枸杞子 10 克，干银耳 5 克。

调料 冰糖适量。

做法

1 银耳泡发，去根蒂，撕成小朵；莲子洗净；枸杞子洗净；雪梨洗净，去核，连皮切块。

2 将银耳、莲子、冰糖放进锅中，加适量清水，大火烧开，转小火慢慢熬至发黏，放入雪梨块、枸杞子，继续熬至银耳软烂即可。

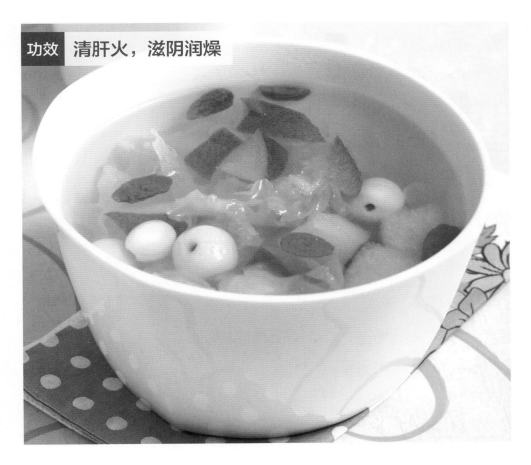

功效 清肝火，滋阴润燥

西瓜

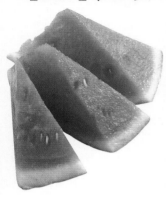

清肝利水，除烦止渴

性味归经

性寒，味甘；归胃、心、膀胱经。

推荐用量

每天 100~150 克

每100 克可食部含量	
热量	31 千卡
蛋白质	0.5 克
脂肪	0.3 克
碳水化合物	6.8 克
胡萝卜素	173 微克
钾	97 毫克

为什么适宜吃

清热解毒，利尿护肝

中医认为，西瓜具有清热解毒、除烦止渴、利尿降压的作用。西瓜中含有的蛋白酶可将一些不溶解性蛋白质转化为可溶解性蛋白质，具有良好的护肝作用。

人群须知

推荐人群： 高血压、急慢性肾炎、肝硬化、胆囊炎患者。

慎食人群： 体质虚弱、脾胃虚寒、月经过多、慢性胃炎者。

适宜吃法

• 西瓜皮是一味中药，有消暑、利尿等功效，可食用也可外用。

营养巧搭配

西瓜　　　　　银耳

清热解暑，排肝毒

银耳西瓜羹

材料　西瓜瓤 300 克，干银耳 8 克。

调料　冰糖、水淀粉各 3 克。

做法

1 银耳泡发，洗净，撕成片；西瓜瓤切丁。

2 锅置火上，加适量清水，放入银耳，熬至银耳软烂，加入冰糖熬化，撇去浮沫。

3 将西瓜丁放入锅内，用水淀粉勾芡后盛入汤碗即可。

特别提醒

该品还有美容效果，能够增加肌肤弹性，可淡斑。

功效　**清暑热，排肝毒**

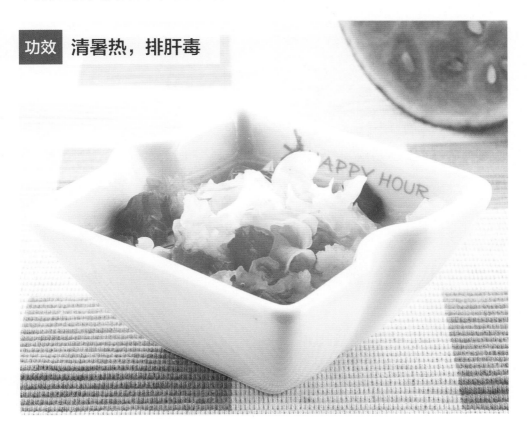

木瓜

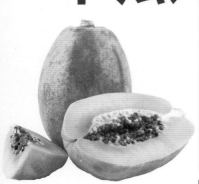

平肝和胃，润肤养颜

性味归经	每100克可食部含量	
性温，味甘、酸；归肝、脾经。	热量	30 千卡
	蛋白质	0.6 克
	碳水化合物	7.2 克
推荐用量	膳食纤维	0.5 克
每天 100 克	维生素 C	31.0 毫克
	钾	182 毫克

为什么适宜吃

和胃养肝，促进受损肝细胞修复

木瓜含有丰富的维生素 C，能够增加肝细胞的抵抗力，促进肝细胞再生和肝糖原合成，修复受损肝细胞。

人群须知

推荐人群： 慢性萎缩性胃炎、产后缺乳、消化不良、肥胖患者。

慎食人群： 过敏体质者。

适宜吃法

• 木瓜可以生吃，也可以与蔬菜和肉类一起炖煮。

营养巧搭配

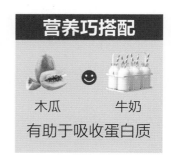

木瓜　　　牛奶

有助于吸收蛋白质

牛奶炖木瓜

材料　木瓜1个，牛奶250克，红枣25克。

调料　冰糖10克。

做法

1 红枣洗净，去核；木瓜洗净，在顶部切开，将子及部分果肉刮出，备用。

2 将牛奶、木瓜肉、红枣、冰糖及适量水放入木瓜内，再将木瓜放入锅中蒸20分钟即可。

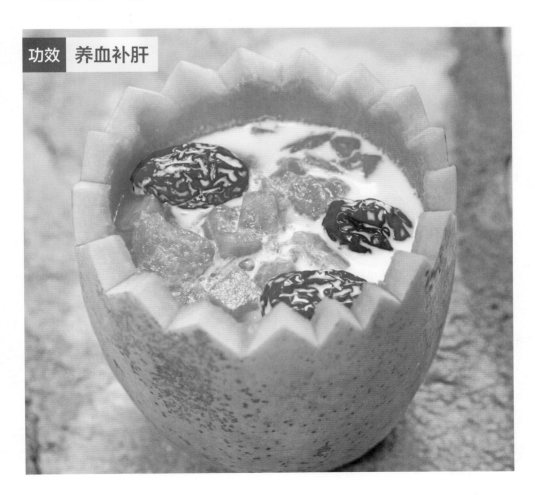

功效　养血补肝

橘子

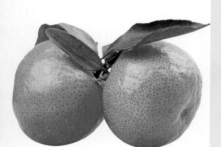

降脂护肝

性味归经	每100克可食部含量	
性平，味甘、酸；归胃、肺经。	热量	42 千卡
	蛋白质	0.7 克
推荐用量	脂肪	0.1 克
每天 100 克	碳水化合物	9.8 克
	膳食纤维	0.7 克
	钾	105 毫克
	维生素 C	33.0 毫克

为什么适宜吃

减少血液中血脂含量

橘子中的膳食纤维能促进胆固醇的排出，减少血液中血脂含量；橘皮苷可以降低胆固醇在血管内的沉积。橘子富含维生素 C、维生素 E 等，有利于肝细胞的维护。

人群须知

推荐人群： 一般人群均可食用，尤其适合高血压、冠心病患者。

慎食人群： 皮肤黄染者。

适宜吃法

• 橘子一次不宜食用过多，否则易导致皮肤黄染、目赤、牙痛、痔疮等症。

营养巧搭配

橘子	银耳

抗衰，润肺

橘瓣银耳羹

材料 橘子 200 克，干银耳 8 克，枸杞子 5 克。

做法

1 干银耳泡发，择洗干净，撕成小朵；橘子去皮除子，分瓣。

2 锅置火上，放入银耳和适量清水，大火烧开后转小火煮至汤汁略稠，加橘子瓣、枸杞子即可。

特别提醒

还可以在此汤羹中加入适量冰糖，清肝火作用更强。

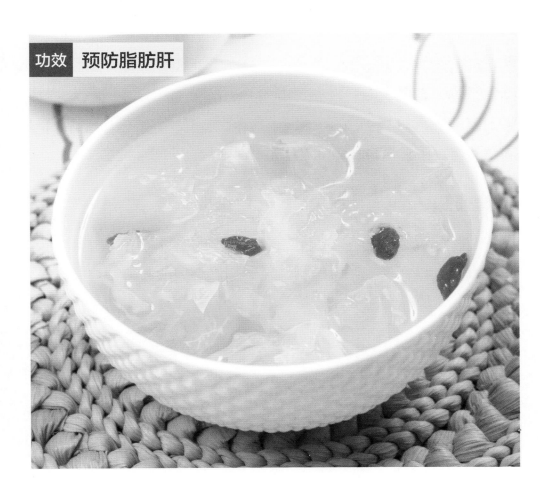

功效 预防脂肪肝

葡萄

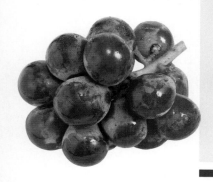

补肝肾，益气血

性味归经

性平，味甘、酸；
归脾、肺、肾经。

推荐用量

每天 100 克

每 100 克可食部含量	
热量	45 千卡
蛋白质	0.4 克
脂肪	0.3 克
碳水化合物	10.3 克
维生素 C	4.0 毫克
钾	127 毫克

为什么适宜吃

防止肝脏脂肪堆积

中医认为，葡萄具有补肝肾、益气血、强筋骨、利小便的食疗功效。葡萄皮含丰富的白藜芦醇和黄酮类物质，可降低血液中的胆固醇含量，防止肝脏脂肪堆积。

人群须知

推荐人群：肾炎、高血压、神经衰弱、肺虚咳嗽、盗汗、癌症患者。
慎食人群：糖尿病、腹泻患者。

适宜吃法

• 葡萄有很多营养成分储存在表皮中，尤其是有抗氧化效果的花青素、白藜芦醇，可起到软化血管、抗衰老的功效。因此，吃葡萄最好不吐葡萄皮。

营养巧搭配

| 葡萄 | ☺ | 大米 |

预防贫血，消除疲劳

葡萄枸杞粥

材料 葡萄、大米各 100 克，枸杞子 10 克。

做法

1 葡萄洗净；枸杞子用水泡 10 分钟，洗净；大米洗净备用。

2 大米放入锅中煮至米软，放入枸杞子和葡萄，继续煮至微黏稠即可。

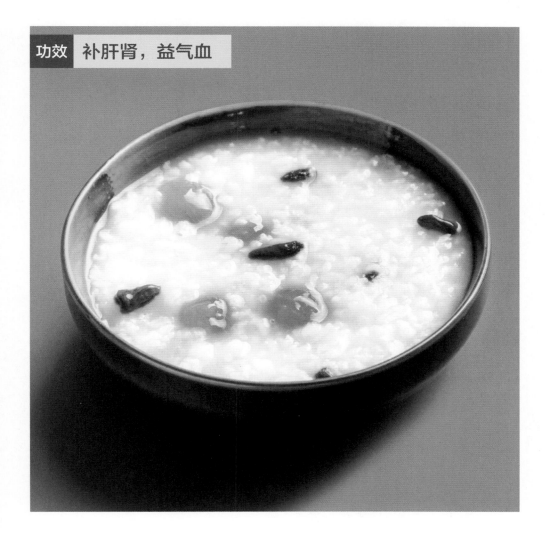

功效 补肝肾，益气血

山楂

降血脂，降血压

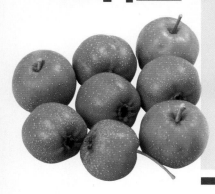

性味归经

性微温，味酸、甘；
归脾、胃、肝经。

推荐用量

每天 30 克

每 100 克可食部含量	
热量	102 千卡
蛋白质	0.5 克
脂肪	0.6 克
碳水化合物	25.1 克
维生素 C	53.0 毫克
钾	299 毫克

为什么适宜吃

降血脂

山楂含有山楂酸、柠檬酸、酒石酸和黄酮类化合物，能降低血脂，保护肝脏。

人群须知

推荐人群： 消化不良者以及心血管疾病、癌症、肠炎患者。

慎食人群： 胃酸分泌过多者。

适宜吃法

• 炖肉时放几颗山楂，既解油腻又能增加营养，还能促进肉食的消化，减少脂肪堆积。

营养巧搭配

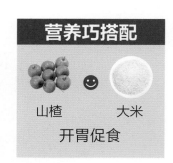

山楂　　　大米

开胃促食

山楂大米粥

材料 山楂 30 克，大米 100 克。

调料 白糖 10 克。

做法

1 山楂洗净，去蒂除子；大米淘洗干净。

2 锅置火上，加入适量清水煮开，放入山楂、大米煮沸，转小
火熬煮成粥，调入白糖即可。

特别提醒

此粥中的山楂有助消化、散淤血的作用，过食易促进子宫收缩，
引发流产，所以孕妇不宜服用。

功效 **降低胆固醇**

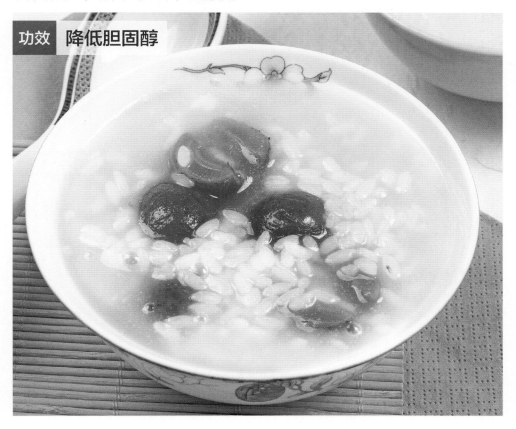

猪瘦肉

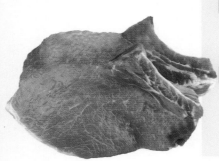

保护肝细胞，改善贫血

性味归经
性微寒，味甘、咸；归脾、胃、肾经。
推荐用量
每天 40~75 克

每100 克可食部含量	
热量	143 千卡
蛋白质	20.3 克
脂肪	6.2 克
碳水化合物	1.5 克
铁	3.0 毫克
维生素 B$_1$	0.5 毫克

为什么适宜吃

滋肝阴，改善缺铁性贫血

中医认为，猪瘦肉具有补虚、润燥、滋肝阴的功效。猪瘦肉富含蛋白质和铁等，能改善缺铁性贫血。

人群须知

推荐人群： 一般人群均可食用。

慎食人群： 肥胖、血脂异常者。

适宜吃法

- 猪肉富含维生素 B$_1$，但这种维生素不稳定，在人体内停留时间也短，如果用大蒜烹调，大蒜中的蒜素可与维生素 B$_1$ 结合，能够增加人体对维生素 B$_1$ 的吸收与利用。
- 猪肉烹调前不要用热水浸泡，而应用凉水冲洗干净。

营养巧搭配

猪瘦肉　　　胡萝卜

补虚补血

夏枯草胡萝卜瘦肉汤

材料　夏枯草 20 克，猪瘦肉 50 克，胡萝卜 100 克。

调料　盐 3 克。

做法

1 夏枯草洗净，待用；胡萝卜洗净，去皮，切块。

2 猪瘦肉洗净，切片。

3 上述材料一起放入锅内，加盖，大火煮沸后转小火煲至猪肉
熟烂，加盐调味即可。

特别提醒

夏枯草忌铁，所以不能用铁器烹调。

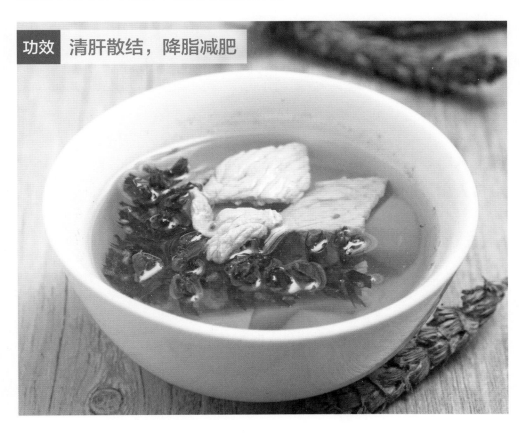

功效　清肝散结，降脂减肥

牛肉

养肝补脾

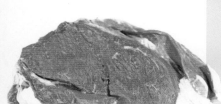

性味归经

性温（黄牛肉），味甘；归脾、胃经。

推荐用量

每天 40~75 克

每 100 克可食部含量	
热量	160 千卡
蛋白质	20.0 克
脂肪	8.7 克
碳水化合物	0.5 克
烟酸	4.2 毫克
锌	4.7 毫克

为什么适宜吃

健脾护肝

中医认为，牛肉有补脾胃、益气血、强筋骨的功效。同时，牛肉蛋白质含量高、脂肪含量低，有利于养肝护肝。

人群须知

推荐人群：中气下陷、气短体虚、筋骨酸软、贫血久病者。

慎食人群：消化能力弱者。

适宜吃法

- 牛肉宜横切，将长纤维切断，这样不仅入味，也容易消化。
- 吃牛肉的时候可以喝一杯橙汁或酸梅汤，有利于营养吸收。

营养巧搭配

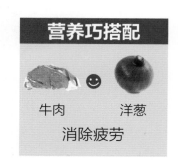

牛肉　　　洋葱

消除疲劳

洋葱炒牛肉

材料　洋葱 250 克，牛肉 150 克。

调料　葱花、水淀粉各 5 克，料酒、盐各 3 克。

做法

1 洋葱去外皮，洗净，切丝；牛肉洗净，切片，加料酒和水淀粉抓匀，腌渍 15 分钟。

2 炒锅置火上，倒入适量植物油，待油烧至七成热，加葱花炒香，放入牛肉片滑熟，淋入适量清水。

3 加洋葱丝炒熟，入盐调味即可。

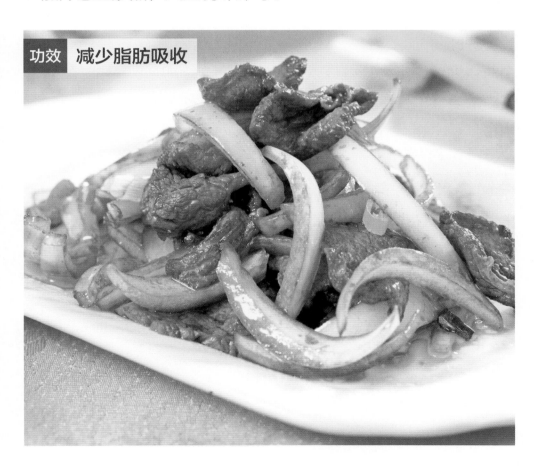

功效　减少脂肪吸收

乌鸡

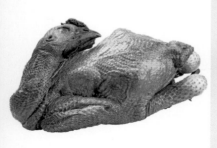

促进血液循环，保肝护肝

性味归经

性平，味甘；归肝、肺、肾经。

推荐用量

每天 40~75 克

每 100 克可食部含量	
热量	111 千卡
蛋白质	22.3 克
脂肪	2.3 克
碳水化合物	0.3 克
烟酸	7.1 毫克
钾	323 毫克

为什么适宜吃

滋补肝肾，养血益精

乌鸡中烟酸、维生素 E、磷、钾的含量较高，胆固醇和脂肪含量低，可滋补肝肾、养血益精。乌鸡富含蛋白质、铁，对女性气血不足、痛经等症有较好的食疗效果。

人群须知

推荐人群：体虚血亏、肝肾不足、脾胃不健者。

慎食人群：无特殊禁忌人群。

适宜吃法

• 乌鸡连骨熬汤滋补效果更佳。可以将其骨头砸碎，与肉、蔬菜一起炖。

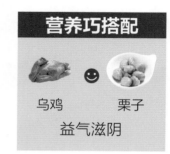

营养巧搭配

乌鸡 ☺ 栗子

益气滋阴

栗子炖乌鸡

材料　乌鸡 300 克，栗子 100 克。

调料　葱段、姜片、盐各适量，香油 4 克。

做法

1 乌鸡洗净，剁块，入沸水中焯透，捞出；栗子洗净，去壳，取肉。

2 锅内放入乌鸡块、栗子肉，加温水（以没过鸡块和栗子肉为宜），加姜片，大火煮沸，转小火煮 45 分钟，撒葱段，用盐和香油调味即可。

特别提醒

栗子易胀气，腹胀者不宜多吃。

功效　**补肝肾，养气血**

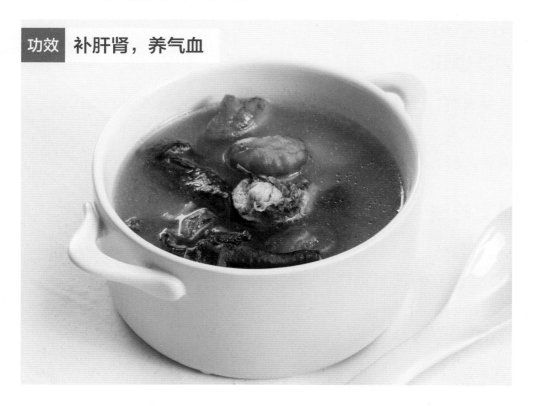

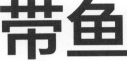

带鱼

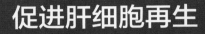
促进肝细胞再生

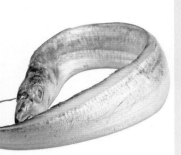

性味归经
性温，味甘、咸； 归脾、肝、肾经。
推荐用量
每天 40~75 克

每100 克可食部含量	
热量	127 千卡
蛋白质	17.7 克
脂肪	4.9 克
碳水化合物	3.1 克
烟酸	2.8 毫克
硒	36.6 微克

为什么适宜吃

促进肝细胞的再生和修复

带鱼富含蛋白质，蛋白质有助于促进肝细胞的再生和修复。

人群须知

推荐人群： 一般人群均可食用，尤其适合久病体虚、气短乏力、食少羸瘦、营养不良者。

慎食人群： 疥疮、湿疹等皮肤病或皮肤过敏者。

适宜吃法

• 清洗带鱼时水温不可过高，也不要刮掉鱼体表面的银色物质，以防脂类流失，损失营养。

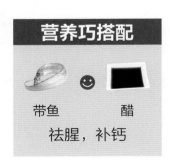

营养巧搭配

带鱼　😊　醋

祛腥，补钙

醋烹带鱼

材料 带鱼500克。

调料 葱段、姜片、淀粉、料酒、酱油、白糖、醋各适量，盐少许。

做法

1 带鱼洗净，沥干水分，切段，两面拍上一层薄薄的淀粉。

2 在平底锅中涂少许植物油，小火烧热，放入带鱼段略煎。

3 另起锅，倒入底油，将煎好的带鱼段放入，放料酒、酱油、白糖翻炒片刻，加开水没过带鱼段，放入葱段、姜片、醋，大火烧开后改中火烧至汤汁渐干，加入盐即可。

功效 **补血养肝**

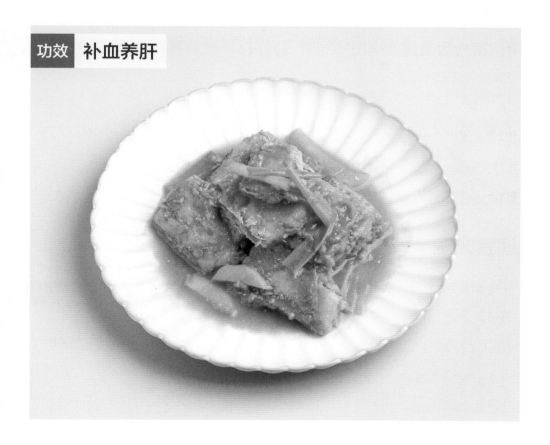

鲫鱼

平补肝脏，开胃健脾

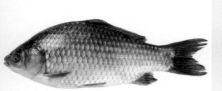

性味归经		每100克可食部含量	
性平，味甘；归脾、胃、大肠经。		热量	108 千卡
		蛋白质	17.1 克
推荐用量		脂肪	2.7 克
每天 40~75 克		碳水化合物	3.8 克
		烟酸	2.5 毫克
		硒	14.3 微克

为什么适宜吃

平补肝脏

鲫鱼富含蛋白质等营养物质，补肝血、健脾胃，肝火旺盛的人尤其适合食用。

人群须知

推荐人群： 慢性肾炎水肿、肝硬化腹水者及孕产妇。

慎食人群： 皮肤病患者。

适宜吃法

• 烹制前一定要将鲫鱼体内的黑色腹膜去掉，因为这层膜腥味较重。

• 将鱼去鳞剖腹洗净后，放入盆中倒一些黄酒或料酒，能除去鱼的腥味，并使鱼肉更鲜美。

营养巧搭配

鲫鱼 😊 芦笋

补钙，促食

芦笋鲫鱼汤

材料　鲫鱼1条，芦笋100克。

调料　盐2克。

做法

1 鲫鱼去鳞及内脏，洗净；芦笋洗净，切片。

2 鲫鱼、芦笋片放入锅内，加入适量清水，大火烧开，撇净浮沫，转小火慢煮至鲫鱼、芦笋片熟，出锅前加适量盐调味即可。

特别提醒

如果想熬制成奶白色鱼汤，最好先把鲫鱼煎一下，然后待其他食材下锅后加足水，水开后再放入煎过的鲫鱼熬煮，这样可熬出奶白色鱼汤。

功效　促进食欲

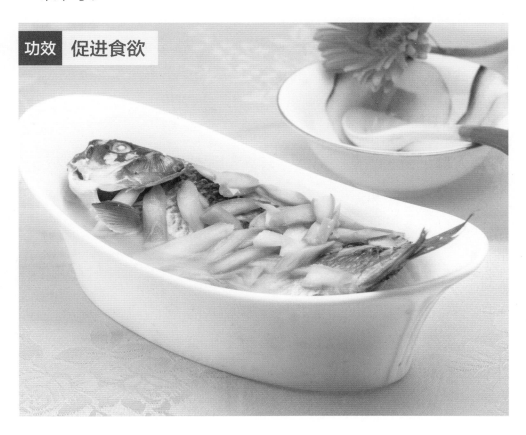

虾

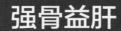
强骨益肝

性味归经	每100克可食部含量（对虾）	
性温，味甘、咸；归肝、肾经。	热量	93 千卡
	蛋白质	18.6 克
推荐用量	脂肪	0.8 克
每天 40~75 克	碳水化合物	2.8 克
	磷	228 毫克
	硒	33.7 微克

为什么适宜吃

保护肝脏血管

虾肉中含有较多的硒、多不饱和脂肪酸，有助于降低血液中的胆固醇含量，预防动脉硬化，抗氧化，从而保护肝脏健康。

人群须知

推荐人群： 肾虚阳痿、男性不育、腰腿虚弱无力、中老年人因缺钙所致的小腿抽筋者。

慎食人群： 皮肤疥癣者。

适宜吃法

- 虾可存放于冰箱中保鲜，但在放入冰箱前，最好先用沸水或滚油烹至断生，凉凉后再放入冰箱，这样可使鲜味久长。

营养巧搭配

  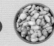

虾　　　蚕豆

补钙，护肝

蚕豆炒虾仁

材料　虾仁 300 克，嫩蚕豆 100 克，鸡蛋清 1 个。

调料　葱片、盐各 3 克，姜片、料酒各 5 克，水淀粉适量。

做法

1 虾仁洗净，用葱片、姜片、盐、水淀粉、鸡蛋清、料酒拌匀
腌 15 分钟；蚕豆去皮，用沸水焯煮后捞出沥干。

2 锅内放油，待油热后放入蚕豆，迅速翻炒几下，把浆好的虾
仁放入锅中翻炒，等快熟时加入盐调味即可。

功效　补钙，护肝

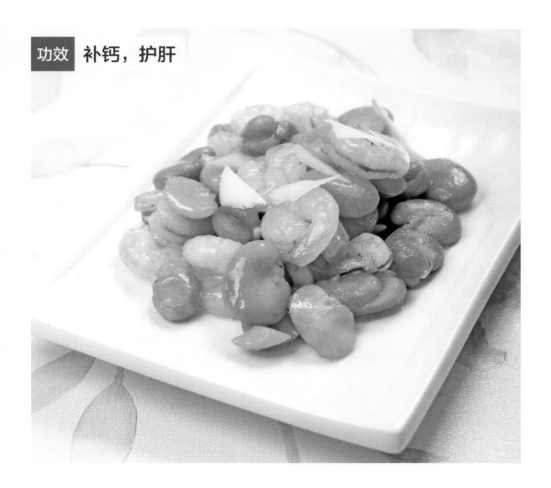

牡蛎

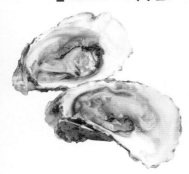

促进肝细胞修复

性味归经

性平，味甘、咸；
归心、肝经。

推荐用量

每天 40~75 克

每100 克可食部含量	
热量	73 千卡
蛋白质	5.3 克
脂肪	2.1 克
碳水化合物	8.2 克
锌	9.4 毫克
硒	86.6 微克

为什么适宜吃

促进肝细胞修复

牡蛎是锌的理想食物来源，牡蛎中的糖原含量丰富，锌和糖原可以促进肝细胞的修复。

人群须知

推荐人群：体质虚弱、烦热失眠、心神不安者。

慎食人群：脾胃虚寒者、痛风患者。

适宜吃法

- 在蒸煮过程中不能张开壳的牡蛎一般是已经变质的，不宜食用。

营养巧搭配

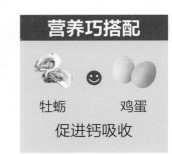

牡蛎　　　　　　鸡蛋

促进钙吸收

牡蛎蒸蛋

材料　净牡蛎肉 150 克，鸡蛋 2 个。

调料　胡椒粉适量，盐 1 克。

做法

1 牡蛎肉沥水；鸡蛋磕入碗中，搅打均匀。

2 鸡蛋液中加盐、胡椒粉、适量水、牡蛎肉搅拌均匀，封上保鲜膜，开水上锅，用中火蒸 10 分钟即可。

特别提醒

牡蛎本身有咸味，烹调时应适当减少用盐，以免口味太咸。

功效　**凉血，滋肝阴**

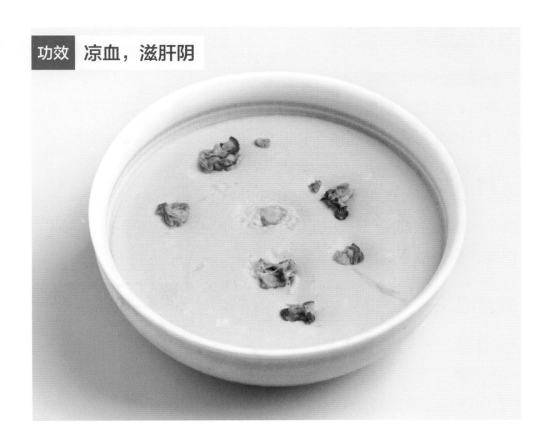

其他类

红枣

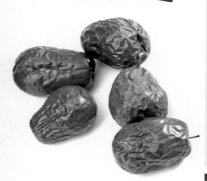

减轻肝损伤

性味归经

性平，味甘；归心、脾、胃经。

推荐用量

每天 3 ~ 5 颗

每100克可食部含量（干品）	
热量	276 千卡
蛋白质	3.2 克
脂肪	0.5 克
碳水化合物	67.8 克
膳食纤维	6.2 克
钾	524 毫克

为什么适宜吃

养肝血，保护肝细胞

红枣中的果糖、葡萄糖、多糖等物质可保护肝脏。此外，红枣中含有铁和维生素 C，有助于补肝血。

人群须知

推荐人群： 贫血头晕、失眠、肝硬化、心血管疾病患者。

慎食人群： 糖尿病患者。

适宜吃法

- 推荐每天吃 3~5 颗红枣。
- 由于枣皮容易滞留在肠道中不易排出，所以吃红枣时宜细细咀嚼。

营养巧搭配

红枣　　枸杞子

养血，补气

138

枸杞红枣鸡蛋汤

材料 枸杞子 20 克，红枣 10 克，鸡蛋 1 个。

做法

1 枸杞子洗净，沥干水分。

2 红枣洗净，去核，与枸杞子一起放入砂锅中。

3 倒入适量清水，待水烧开后加入鸡蛋煮熟即可。

特别提醒

枸杞子和红枣也可以经常泡水饮用，有补肝血、明目的效果。

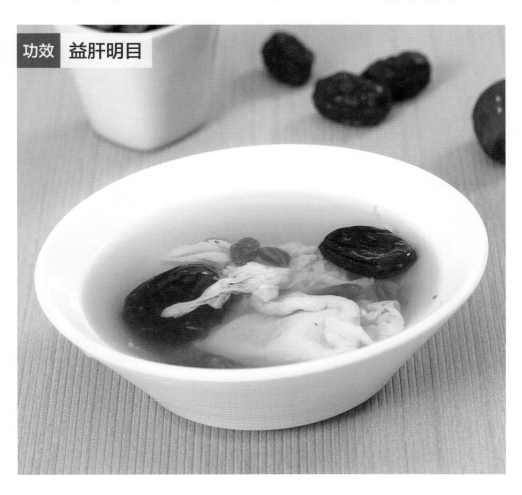

功效 **益肝明目**

核桃

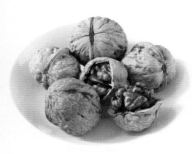

补肾强肝

性味归经	每100克可食部含量（干品）	
性温，味甘、涩；归肾、肺、肝经。	热量	646 千卡
	蛋白质	14.9 克
推荐用量	脂肪	58.8 克
每天 30 克	碳水化合物	19.1 克
	镁	131 毫克
	维生素 E	43.2 毫克

为什么适宜吃

改善肝功能

核桃富含必需脂肪酸、维生素 E、镁等，有助于改善肝功能。

人群须知

推荐人群：肾虚、肺虚、神经衰弱、气血不足、癌症患者，脑力劳动者，青少年。

慎食人群：阴虚火旺、痰热咳嗽、便溏腹泻、内热痰湿者。

适宜吃法

• 核桃含有较多脂肪，多食会影响消化，所以不宜一次吃得太多。

• 吃核桃时不要把核桃仁表面的褐色薄皮剥掉，这样会损失营养物质。

营养巧搭配

核桃　　　　菠菜

美容养颜，健脑

核桃仁拌菠菜

材料　菠菜 200 克，核桃仁 30 克。

调料　盐、香油、醋各 3 克。

做法

1 菠菜洗净，切段，放入沸水中焯一下。

2 锅置火上，放入核桃仁小火炒黄，盛出压碎。

3 将菠菜段和核桃碎放入盘中，加入盐、香油、醋搅拌均匀即可。

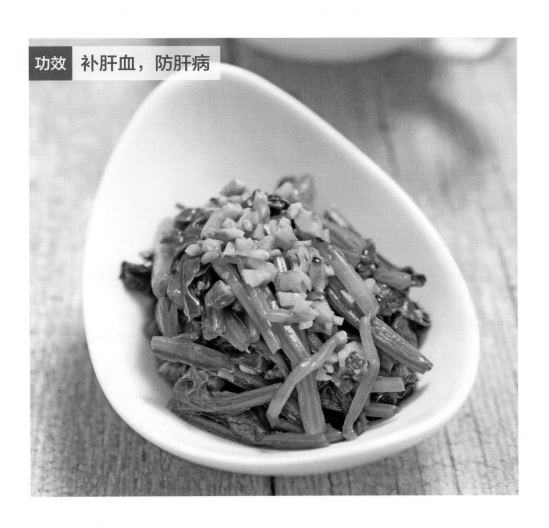

功效　补肝血，防肝病

花生

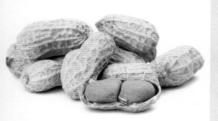

促进肝细胞再生和修复

性味归经		每100克可食部含量（生花生米）	
性平，味甘；归脾、肺经。		热量	574 千卡
		蛋白质	24.8 克
推荐用量		脂肪	44.3 克
每天 30 克		碳水化合物	21.7 克
		维生素 B_1	0.7 毫克
		镁	178 毫克

为什么适宜吃

促进肝细胞再生和修复

花生中的亚油酸可使人体内胆固醇分解为胆汁酸排出体外，减轻肝脏负担。花生中蛋白质丰富，可以促进肝细胞的再生和修复。

人群须知

推荐人群： 病后体虚、便秘者。

慎食人群： 胃肠功能不良者以及胆囊炎、血脂异常、肥胖患者。

适宜吃法

• 水煮是花生最佳的烹调方法，容易消化且不易上火。

营养巧搭配

花生 ☺ 芹菜

降压，止血，利便

花生芹菜

材料　芹菜 200 克，花生米 50 克。

调料　盐 3 克，醋 10 克，葱末、姜末、干辣椒各 5 克，大料 1 个。

做法

1 花生米洗净，浸泡 4 小时，放锅里，加盐、大料和适量清水煮沸，捞出，沥干；芹菜洗净，切段，放沸水中焯熟，捞出，沥干。

2 芹菜段、熟花生米、盐、醋、葱末、姜末拌匀，盛盘。

3 锅置火上，放油烧热，加干辣椒炸香后捞出不要，把辣椒油浇在菜上拌匀即可。

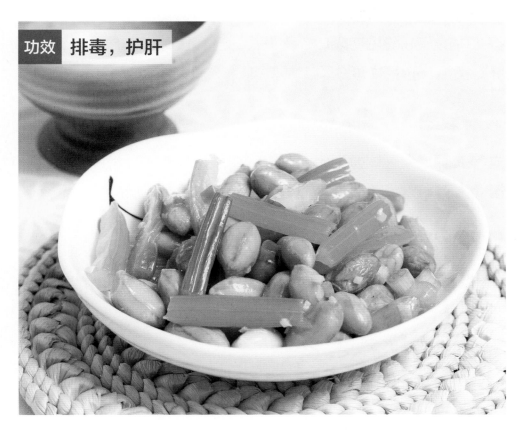

功效　排毒，护肝

芝麻

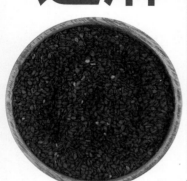

补肝益肾

性味归经
性平，味甘；归肝、肾、脾经。

推荐用量
每天 10~30 克

每100克可食部含量（黑芝麻）	
热量	559 千卡
蛋白质	19.1 克
脂肪	46.1 克
碳水化合物	24.0 克
钙	780 毫克
铁	22.7 毫克

为什么适宜吃

滋阴补肝
芝麻中含有大量的脂肪、蛋白质、芝麻素、维生素 E、铁、钙等，可以促进肝功能恢复，补肝血。

人群须知

推荐人群：贫血、发质差、失眠、皮肤干燥者。

慎食人群：便溏腹泻、血脂异常者。

适宜吃法

• 芝麻最好碾碎吃，因为芝麻仁外面有一层硬膜，只有把它碾碎，其中的营养素才能被充分吸收。也可以制成芝麻酱、榨油、与豆类混合打成豆浆食用。

营养巧搭配

黑芝麻　　　　糯米

补虚，护肝

黑芝麻糊

材料　黑芝麻 50 克，糯米粉 100 克。

调料　白糖 5 克。

做法

1 黑芝麻挑去杂质，炒熟，碾碎；糯米粉加适量清水调匀。

2 碾碎的黑芝麻倒入锅内，加适量水烧开，转小火，加白糖调味。

3 把糯米水慢慢淋入锅内，勾芡成浓稠状，略煮即可。

特别提醒

黑芝麻糊不仅对肝脏有益，还能补充脑力，经常熬夜加班的人可以多吃。

功效　**保肝护肝，健脑**

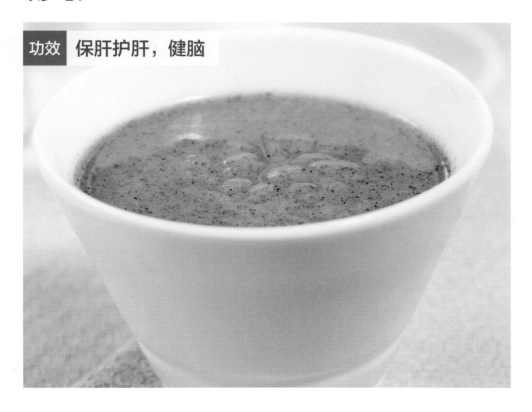

大蒜

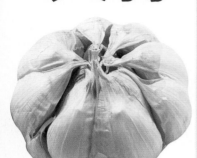

解毒，预防脂肪肝

性味归经		每 100 克可食部含量	
性温，味辛；归脾、胃、肺、大肠经。		热量	348 千卡
		蛋白质	13.2 克
推荐用量		脂肪	0.3 克
每天 15~30 克		碳水化合物	75.4 克
		硒	19.3 微克
		钾	798 毫克

为什么适宜吃

帮助肝脏解毒

大蒜含有的大蒜素、硒等物质具有抗氧化性，可提高肝脏的解毒能力。

人群须知

推荐人群： 癌症、高血压、动脉硬化、痢疾、伤寒、感冒患者。

慎食人群： 胃溃疡患者。

适宜吃法

- 大蒜切后最好放置 10 ~ 15 分钟再吃，这样有利于大蒜素的生成。
- 大蒜不宜空腹食用，因为大蒜有较强的刺激性，空腹食用易伤胃。

营养巧搭配

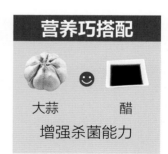

大蒜　😊　醋

增强杀菌能力

蒜泥肉片

材料 猪肉 200 克，去皮大蒜 30 克。

调料 香菜末、酱油、香油、盐各适量，醋 10 克。

做法

1 猪肉洗净，煮熟，切片，装盘；大蒜捣成蒜泥，加盐、酱油、醋和香油调匀。

2 将调好的蒜泥淋在肉片上，撒上香菜末即可。

特别提醒

用纯瘦肉制作此菜口感比较柴，最好选择肥瘦相间的五花肉。

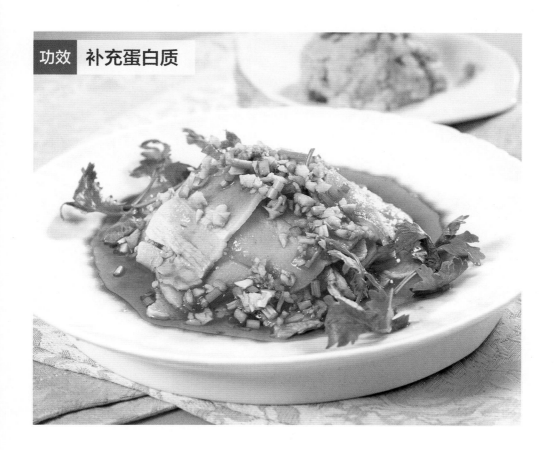

功效 补充蛋白质

魔芋

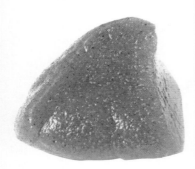

降脂促便，预防脂肪肝

性味归经

性寒，味辛；归心、脾经。

推荐用量

每天 50 克

每100 克可食部含量（魔芋精粉）	
热量	186 千卡
蛋白质	4.6 克
脂肪	0.1 克
碳水化合物	78.8 克
膳食纤维	74.4 克
硒	350.2 微克

为什么适宜吃

排毒，降低胆固醇

魔芋所含的膳食纤维能促进胆固醇转化为胆酸，减少胆固醇在肝脏的沉积，减轻肝脏负担。

人群须知

推荐人群： 糖尿病、肥胖患者。

慎食人群： 脾胃虚寒、便溏者。

适宜吃法

• 魔芋一次不宜吃得过多，否则会出现腹胀、腹泻等不适。

营养巧搭配

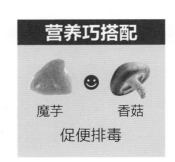

魔芋　　　　香菇

促便排毒

油菜香菇魔芋汤

材料　油菜 100 克，干香菇 15 克，魔芋、胡萝卜各 50 克。

调料　盐 3 克，蘑菇高汤、香油各适量。

做法

1 油菜洗净，用手撕成小片；香菇洗净，泡发（泡发香菇的水留用），去蒂，切小块；魔芋洗净，切块；胡萝卜洗净，切圆薄片。

2 锅中倒蘑菇高汤和泡发香菇的水，大火烧开，放香菇块、魔芋块、胡萝卜片烧至八成熟，放油菜煮熟，加盐调味，淋香油即可。

功效　减轻肝脏负担

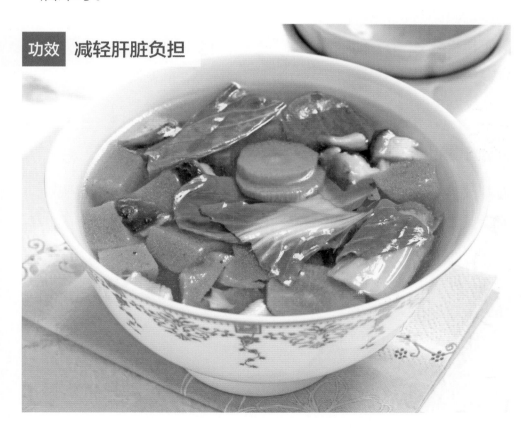

酸奶

减少毒素对肝脏的损伤

性味归经

性平、微凉，味酸、甘；归胃、心、肺经。

推荐用量

每天 100~200 克

每100克可食部含量	
热量	86 千卡
蛋白质	2.8 克
脂肪	2.6 克
碳水化合物	12.9 克
维生素 B_2	0.1 毫克
钙	128 毫克

为什么适宜吃

减少毒素对肝脏的伤害

酸奶是经过发酵的乳制品，除了含有牛奶中的钙、蛋白质外，还含有多种益生菌，可以调节肠道内菌群环境，抑制腐败菌在肠道的生长，减少腐败菌产生毒素，从而减少毒素对肝脏的损伤。

人群须知

推荐人群： 便秘、血脂异常、动脉硬化、冠心病、脂肪肝患者。

慎食人群： 胃酸过多、胃溃疡、腹泻患者。

适宜吃法

• 酸奶加热后会破坏其中大量活性乳酸菌，降低其营养价值。

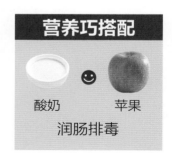

营养巧搭配

酸奶 ☺ 苹果

润肠排毒

酸奶水果沙拉

材料　原味酸奶 200 克，苹果、火龙果各 100 克，哈密瓜、梨、草莓各 50 克。

做法

1 苹果、梨分别去皮除核，洗净，切小丁；火龙果、哈密瓜洗净，去皮，切小块；草莓洗净，对半切开。

2 将上述水果装碗，倒入酸奶拌匀即可。

功效　**减少毒素对肝脏的损害**

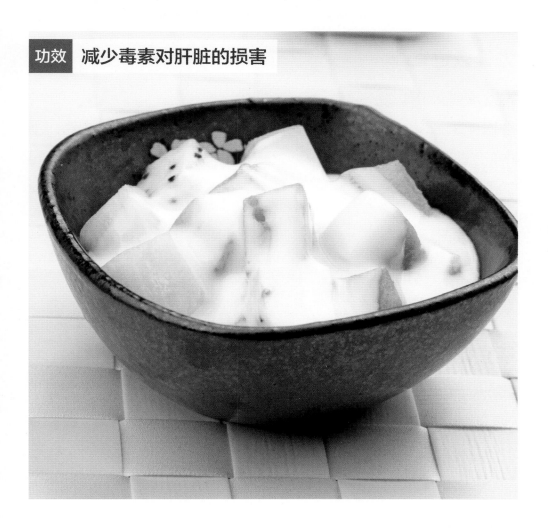

醋

增强肝脏解毒能力，促食欲

性味归经		每 100 克可食部含量	
性温，味酸、甘；归肝、胃经。		热量	31 千卡
		蛋白质	2.1 克
推荐用量		脂肪	0.3 克
每天 20~40 克		碳水化合物	4.9 克
		钾	351 毫克
		铁	6.0 毫克

为什么适宜吃

增强肝脏解毒功能

中医认为，"酸入肝"，酸味的食物可以养肝。现代医学认为，醋中的氨基酸、醋酸、乳酸、苹果酸等物质，有利于增强肝脏解毒功能，还能开胃消食。

人群须知

推荐人群： 经期不适者、肥胖者、食欲不振者。

慎食人群： 胃溃疡患者、胃酸过多者。

适宜吃法

• 不宜空腹喝醋，因为醋会刺激胃酸分泌，伤害胃壁。可在两餐之间，或饭后 1 小时喝少量醋，不仅不会刺激胃肠，还有助消化。

营养巧搭配

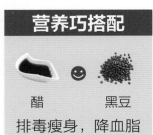

醋　　　黑豆

排毒瘦身，降血脂

醋泡黑豆

材料　黑豆 150 克，醋适量。

做法

1 黑豆洗净，沥干水，晾干，放入炒锅中用中火干炒，待皮都爆开后，转小火再炒 5 分钟，盛出，放在通风处凉凉。

2 把黑豆放入有盖子的干净容器内，倒入醋，以没过豆子为宜，待黑豆把醋吸收后即可。

特别提醒

少加一点儿白糖可以使口感更绵软，只加醋口感会比较"硬"。

功效　**软化血管，降血脂**

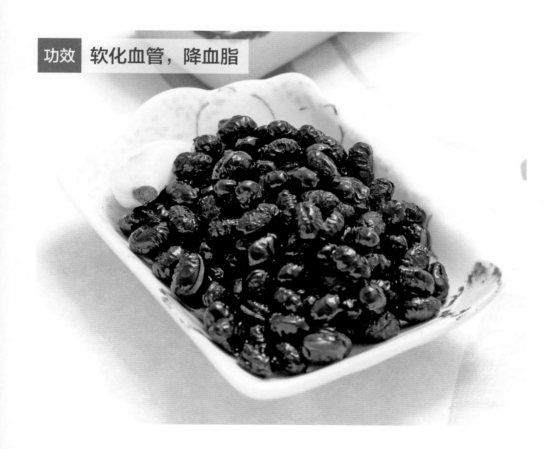

远离这3种伤肝食物

油条等油炸食物　增加肝脏负担

1 油炸食物中脂肪含量高，长期食用容易使胆固醇水平升高，导致脂肪肝等肝病，并使原本就患有肝病者加重病情。

2 油炸食物中含有大量的反式脂肪酸，会增加肝脏负担。

3 食物经高温油炸后容易生成致癌物苯并芘，会损害肝脏健康。

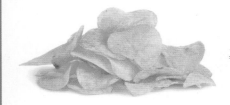
薯片

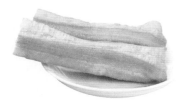
油条

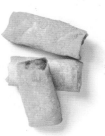
炸春卷

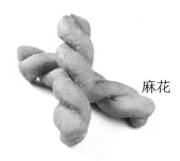
麻花

蛋糕等高糖食物 容易引发脂肪肝

蛋糕、糖果、巧克力等高糖食物中主要含单糖和双糖，进入人体后极易转化成脂肪，导致肥胖、血脂异常以及脂肪肝等。虽然肝脏需要碳水化合物，但是应以米、面等富含淀粉的食物为主要来源。

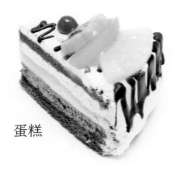

蛋糕

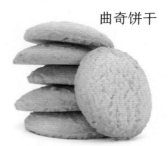

曲奇饼干

刚腌制的蔬菜 含亚硝酸盐

蔬菜应以新鲜为主，刚腌制的蔬菜不宜大量食用。因为刚腌制时亚硝酸盐含量很高，随后在醋酸及乳酸的分解破坏下，亚硝酸盐的含量逐步下降，所以腌菜一定要腌透，最好腌半个月以上再食用。此外，尽量少吃腌菜，以免盐分摄入过多，盐分摄入过多容易导致高血压，也会损伤肝脏。

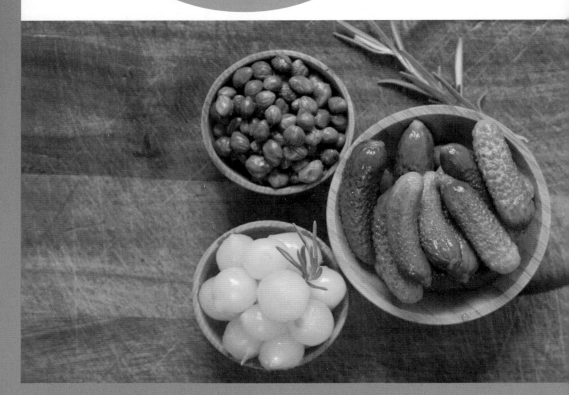

PART 4

药食两用中药材
养护肝脏有效果

枸杞子

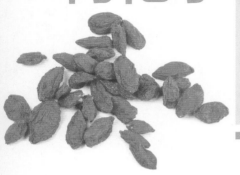

养肝明目，增强免疫力

用　法	性味归经
煲汤、炒菜、生食	性平，味甘；归肝、肾、肺经。
推荐用量	
每天 5~10 克	

为什么适宜吃

滋阴养血，益肝补肾

中医认为，枸杞子可滋阴养血、益肝补肾、明目润肤、乌发养颜，适用于肝肾亏虚、腰膝酸软、头晕目眩、神经衰弱、虚烦失眠等症。《本草纲目》中记载："枸杞，补肾生精，养肝……明目安神，令人长寿。"

辅治动脉粥样硬化和脂肪肝

枸杞子中富含胡萝卜素、微量元素，具有增加白细胞活性、促进肝细胞再生的作用，可以降脂控糖、保护肝脏，辅治脂肪肝。

人群须知

推荐人群： 虚劳精亏、腰膝酸痛、眩晕耳鸣、视物不清者。

慎食人群： 感冒发热、身体有炎症者。

营养巧搭配

枸杞子　　菊花

清肝明目

菊花枸杞茶

材料　菊花6朵，枸杞子6~8粒。

调料　冰糖3克。

做法

1 菊花、枸杞子放入杯中，用沸水冲泡，闷5分钟。

2 调入冰糖，待温热后即可饮用，可以代茶饮。

特别提醒

脾胃虚弱者在泡茶时放上几颗红枣，可加强健脾作用。

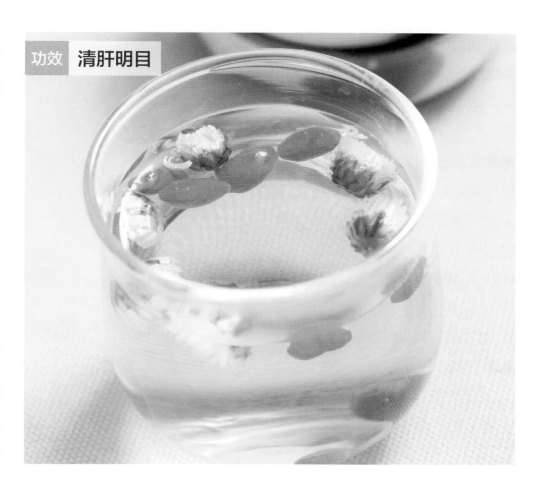

功效　**清肝明目**

菊花

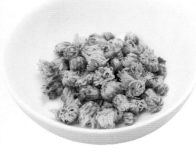

疏肝解郁，清热解毒

用　　法	性味归经
泡水、煮粥	性微寒，味甘、苦；归肺、肝经。
推荐用量	
每天 5~10 克	

为什么适宜吃

清肝明目，疏散风热

中医认为菊花具有疏风、清热、明目、解毒的功效。肝火过旺的人，可以多喝菊花茶来降肝火。

调理高血压引起的眩晕

菊花有清肝火的功效，常用来调理肝阳上亢引起的高血压眩晕。

人群须知

推荐人群：头昏脑涨、目赤肿痛、咽痛、肝火旺者及高血压患者。

慎食人群：气虚胃寒、食少泄泻、阳虚者。

营养巧搭配

菊花　😊　绿豆

清热解毒，护肝明目

菊花绿豆粥

材料 小米 80 克，绿豆 50 克，菊花 10 克。

调料 白糖 5 克。

做法

1 绿豆洗净，浸泡 4 小时；小米淘洗干净；菊花洗净。

2 锅中水烧开后加绿豆煮 15 分钟，然后加入小米，先用大火煮 5 分钟，再转小火煮约 20 分钟，最后加入菊花继续煮约 5 分钟，加白糖调味即可。

特别提醒

脾胃虚寒的老年人忌服用。

功效 **清热解毒，护肝明目**

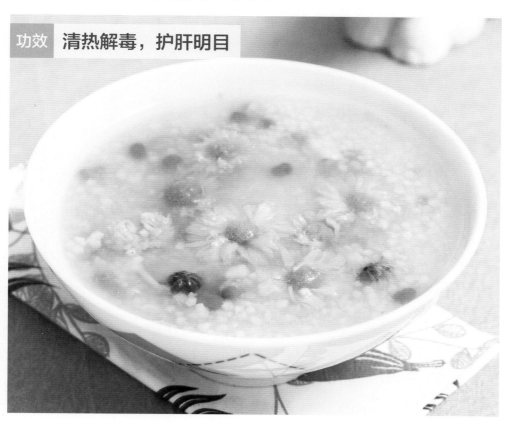

决明子

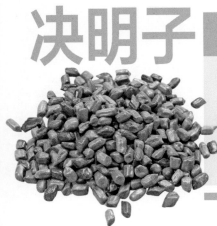

清肝明目，降血压

用　　法	性味归经
煲汤、煎水	性微寒，味甘、苦；归肝、大肠经。
推荐用量	
每天 5~15 克	

为什么适宜吃

清热明目

决明子因其具有明目的功效而得名。常用于肝火旺、目赤肿痛、目暗不明、大便秘结等症。

调理肝阳上亢型高血压

决明子的提取物有降血压的作用，尤其对伴有烦躁、爱发火、头痛眩晕等症的肝阳上亢型高血压患者有降压作用。

人群须知

推荐人群： 目赤肿痛、咽痛、肝火旺者及高血压患者。

慎食人群： 气虚胃寒、消瘦阳虚者。

营养巧搭配

决明子　　　枸杞子

养肝明目

猪肝决明枸杞汤

材料　猪肝 100 克，决明子、枸杞子各 12 克。

调料　姜片 5 克，盐 3 克。

做法

1　猪肝洗净，切薄片。

2　锅中加水烧沸，放入猪肝片、决明子、枸杞子、姜片，炖煮 20 分钟，待熟后加盐调味即可。

特别提醒

大便滑利者不宜服用。

功效　**明目，清肝火**

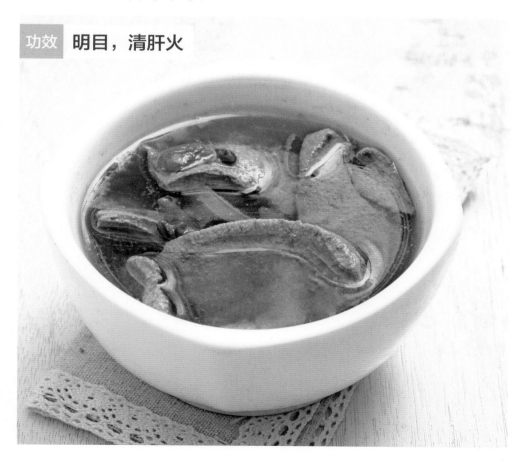

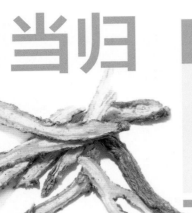

当归

养肝补血，调经止痛

用　　法	性味归经
泡酒、煲汤	性温，味甘、辛；归心、肝、脾经。
推荐用量	
每天 5~10 克	

为什么适宜吃

补血活血

中医认为，当归入心、脾、肝三脏，有补血活血的功效。当归主要用于调理心肝血虚引起的面色萎黄、头晕目眩、心悸肢麻，还可调理肝郁气滞引起的月经不调。

保肝利胆，调理急慢性肝炎

当归可促进胆酸盐排出，保护肝细胞，修复肝脏受损细胞，常用于调理急慢性肝炎。

人群须知

推荐人群： 气血不足、风湿痹痛、月经不调、经闭痛经者。

慎食人群： 腹胀、腹泻者。

营养巧搭配

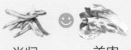

当归　　　羊肉

暖胃，补血

当归羊肉汤

材料 当归 12 克，羊肉 300 克。

调料 葱段、姜片各少许，盐 3 克。

做法

1 羊肉洗净，切块；当归洗净备用。

2 当归、葱段、姜片、羊肉块放入锅
  中，加水同煮，熟后加入盐即可。

特别提醒

因为羊肉性温，吃多
了易上火，所以月经
量多、体质燥热的人
不宜食用过多；月经
量少的人在月经期间
也不要食用。

功效 活血化瘀，调经

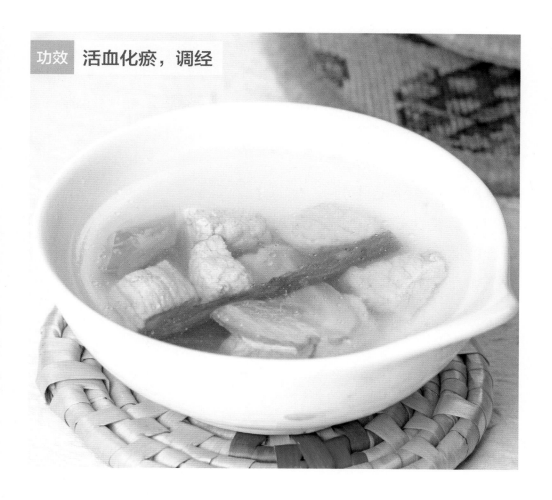

玫瑰花

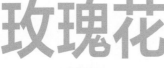

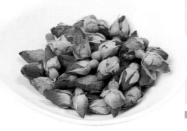

疏肝解郁

用　　法	性味归经
泡水、煲汤	性温，味微苦、甘；归脾、肝经。
推荐用量	
每天 3~15 克	

为什么适宜吃

疏肝理气，活血养颜

《本草纲目拾遗》记载："玫瑰纯露气香而味淡，能和血平肝，养胃宽胸散郁。"玫瑰花具有疏肝理气、活血调经、润肠通便的功效，可调节内分泌、消除疲劳、润泽肌肤。

调理肝气犯胃、月经不调

玫瑰花药性比较温和，能够温养心肝血脉、疏肝理气，起到镇静、抗抑郁的功效。此外，玫瑰花对月经不调、赤白带下、跌打损伤等症有调理作用。

人群须知

推荐人群：皮肤粗糙、体质虚弱者。
慎食人群：阴虚火旺者、孕妇等。

营养巧搭配

玫瑰花　　　玫瑰茄
排脂养颜

玫瑰茄玫瑰花茶

材料　玫瑰茄干品3朵，玫瑰花干品5朵。

调料　蜂蜜5克。

做法

1　玫瑰茄用清水冲洗一下，与玫瑰花一起放入杯中，倒入85℃的水，盖盖闷泡约8分钟。

2　待茶水温热后调入蜂蜜即可。

特别提醒

泡玫瑰花茶的时候，可以根据个人的口味加入少量冰糖或者蜂蜜，这样能有效减少玫瑰花本身的涩味，同时还可以加强功效。

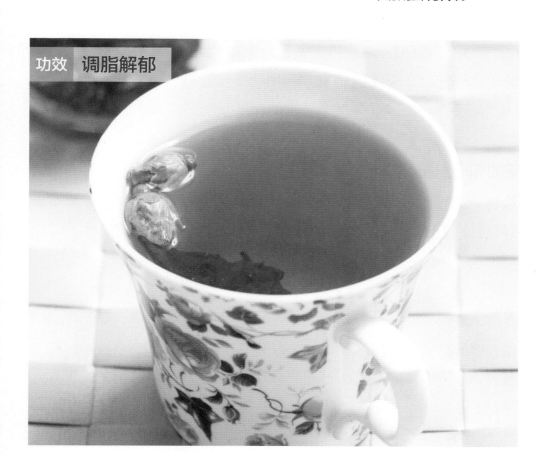

功效　调脂解郁

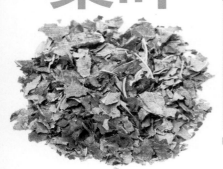

桑叶

疏风散热，清肝益肺

用　　法	性味归经
煲汤、泡水	性寒，味苦、甘；归肺、肝经。
推荐用量	
每天 5~10 克	

为什么适宜吃

平肝明目，凉血止血

桑叶具有疏散风热、清肺、平肝、明目的作用，可以调治风热感冒、燥热伤肺、肝阳上亢、肝阴不足导致的目赤昏花。另外，桑叶还有凉血止血的功效。

辅助调理脂肪肝、肝炎

桑叶中含有的抗氧化物质能促使体内毒素和废物的排出，对于脂肪肝、肝炎、糖尿病、高血压、冠心病具有辅助调理作用。

人群须知

推荐人群： 风热感冒、肺热燥咳、头晕头痛、目赤昏花者。

慎食人群： 风寒感冒、流清涕、咳嗽痰稀白者。

营养巧搭配

桑叶　　　　　菊花

清肝明目

桑叶菊花茶

材料 干桑叶、菊花各 5 克。

做法

1 将上述材料装入茶包内，用沸水冲泡，闷 1 分钟后倒掉水，再次冲泡，闷 10 分钟。

2 每天 1~2 杯，代茶饮用。

特别提醒

阳虚体质者不宜饮用。

功效 **清肝明目**

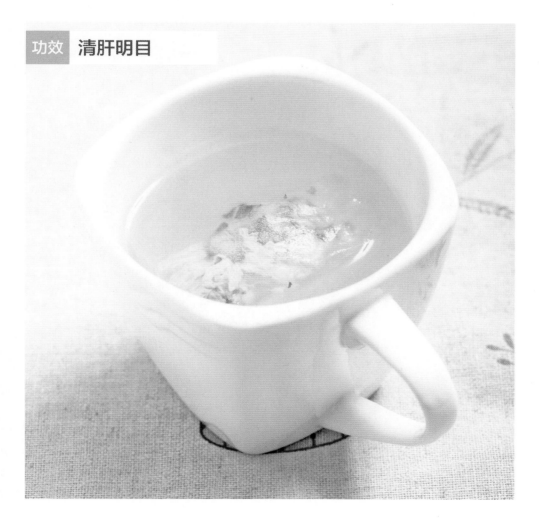

桑叶菊花玉竹茶

材料 桑叶、玉竹各5克，杭白菊4朵，山楂干品3克。

做法

将所有材料放入杯中，再冲入沸水，然后盖上盖子闷泡约8分钟即可。

特别提醒

脾胃虚寒、风寒感冒者不宜饮用。

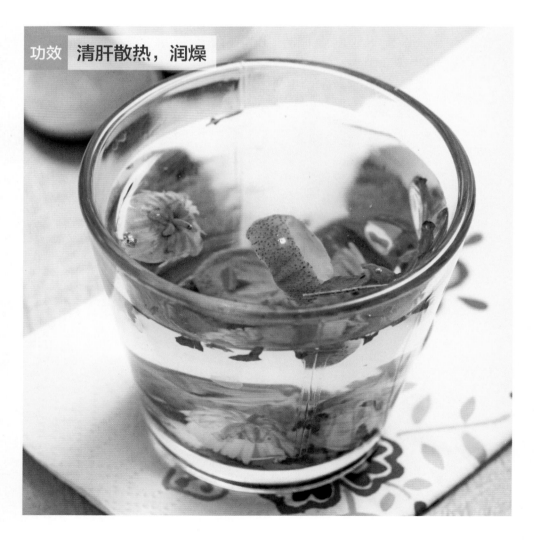

功效 **清肝散热，润燥**

PART 5

不同人群饮食

养肝因人而异

儿童

保护肝脏，预防为主

与成人相比，儿童的肝脏相对较大，血液供应较丰富，肝细胞的再生能力也较强。但是儿童的免疫系统尚未成熟，肝细胞的分化代谢能力较弱，对病毒的抵抗力不强。因此，保护儿童免受肝病困扰，需要从预防入手，切断肝病可能发生的途径，同时强化营养，提高免疫力。

饮食重点

1 营养均衡

均衡的饮食不仅能够促进儿童的生长发育，还能提高免疫力、预防肝病。长期某种营养素摄入过多或不足都会导致体内营养素失衡，引起各种疾病。☺

2 适当多吃绿色蔬菜

处于生长发育期的儿童要保证维生素的供给，与此同时多吃一些绿色蔬菜可养护肝脏，如菠菜、芹菜、油菜等。

3 脂肪的摄入必不可少

脂肪能够促进脂溶性维生素的吸收，还是人体的热量来源，因此儿童不能拒绝脂肪。但是脂肪应从瘦肉、蛋类、奶类、豆类等中获取，不宜贪食油炸、烧烤等高脂肪、高热量食物。

4 多喝水

儿童的活动量较大，需要及时补充水分，以促进血液循环和新陈代谢。补充水分还能促进消化腺的分泌，以利消化吸收和废物的排出，减少机体代谢物和毒素对肝脏的损害。

5 选择健康零食

儿童在三餐之外可适当吃些有益健康的小零食，为身体发育提供一定热量和营养素。比如全麦面包、全麦饼干、核桃、腰果、原味酸奶等都是不错的选择；但是要拒绝不健康的零食，比如膨化食品、蜜饯类食品、油炸食品、糖果等，这些食品中要么含有较多的添加剂，要么高脂、高盐、高糖，过多食用会损害肝脏健康，还会导致营养过剩，引发肥胖。

芦笋炒肉片

材料　芦笋 200 克，猪里脊肉 100 克。

调料　葱末、姜末、盐、酱油各 2 克，淀粉适量。

做法

1 芦笋洗净，去掉老根，切段，焯熟，捞出。

2 猪里脊肉洗净，切片，用盐、酱油和淀粉腌渍 30 分钟，入油锅滑至变色，捞出控油。

3 锅内倒油烧热，爆香葱末、姜末，下芦笋段煸炒，加酱油、盐，倒入肉片翻匀即可。

功效　**提高免疫力**

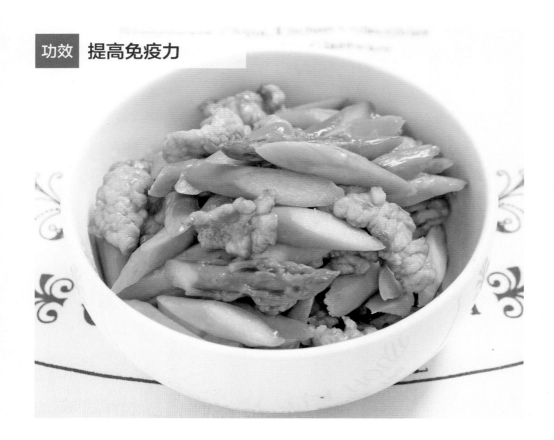

虾仁火腿炒饭

材料 米饭200克，虾仁50克，青豆、火腿各25克，鸡蛋1个。

调料 葱花、淀粉、胡椒粉、料酒、盐各适量。

做法

1 鸡蛋洗净，磕开，取蛋清，剩余的搅拌均匀备用；火腿切成青豆大小的丁。

2 虾仁洗净，挑去虾线，控干水分，放入少许蛋清、淀粉、胡椒粉、料酒上浆；米饭中加入鸡蛋液搅匀。

3 锅内倒油烧热，放入虾仁滑熟，捞出；锅内留底油，放入米饭煸炒，加入火腿丁、青豆翻炒，再放入虾仁及葱花稍炒，用盐调味即可。

功效 促进生长

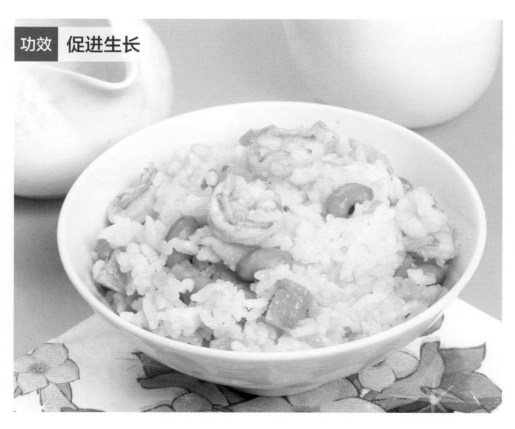

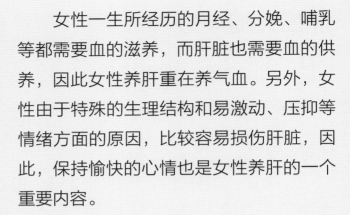

女人

滋补肝血
最重要

女性一生所经历的月经、分娩、哺乳等都需要血的滋养，而肝脏也需要血的供养，因此女性养肝重在养气血。另外，女性由于特殊的生理结构和易激动、压抑等情绪方面的原因，比较容易损伤肝脏，因此，保持愉快的心情也是女性养肝的一个重要内容。

女性肝不好有哪些表现

• 月经紊乱。
• 内分泌失调。
• 皮肤粗糙暗沉。

饮食重点

1 补充维生素 E

维生素 E 可预防肝组织的老化，还能延缓衰老，大豆、核桃、腰果、花生等食物中都富含维生素 E。

2 多喝水

多喝水不仅可以滋养肌肤，还能促进新陈代谢，排出肝脏毒素，减轻肝脏负担。可以在白开水里加几片柠檬，有促进排毒、提高免疫力、养肝护肝的作用。

3 常喝花草茶

菊花、玫瑰花等都有疏肝解郁的功效，女性可以经常用来泡茶饮用，能帮助舒缓不良情绪。心情舒畅对肝的健康有促进作用。

4 多吃养护肝血的食物

血液是护肝养肝的基础，人体内血流量的减少会使肝内血液循环功能下降，导致肝脏代谢解毒能力减弱。红枣、黑芝麻、菠菜、牛肉、猪血、鸭血、鸡肝等都有滋阴养血、养肝的作用。

5　少吃油炸食物

油条、油饼、炸糕等油炸食物，长期食用容易引发脂肪肝，还容易导致过氧化物在体内堆积，引起癌变。

6　不吃生冷食物和焦煳食物

生冷食物主要指冷饮、生鱼片等，过量食用易导致急性胃肠炎、痢疾；烧焦、烤焦的食物中容易含有致癌物，引起肝损伤。

7　不宜过度节食

有的女性为了追求形体美而过度节食。过度节食会使机体长期处于饥饿状态，体内缺少蛋白质、脂肪和碳水化合物的供给，影响肝脏正常代谢；而肝脏代谢异常又会导致脂肪在肝脏中运送不畅，从而形成脂肪肝。

牛肉山药芡实汤

材料　牛肉200克，山药100克，枸杞子、桂圆肉各10克，芡实50克。

调料　葱段、姜片、盐、料酒各适量。

做法

1 牛肉洗净，切块，放入沸水中焯去血水，捞出沥干；山药洗净，去皮，切块；芡实、枸杞子洗净，用温水泡软；桂圆肉洗净备用。

2 砂锅中放入适量清水，将牛肉块、芡实、山药块、葱段、姜片一起放入锅中，再倒入适量料酒，大火煮沸后转小火慢煲，2小时后放入枸杞子、桂圆肉，小火慢煲10分钟后用盐调味即可。

功效　**疏肝理气，安神强体**

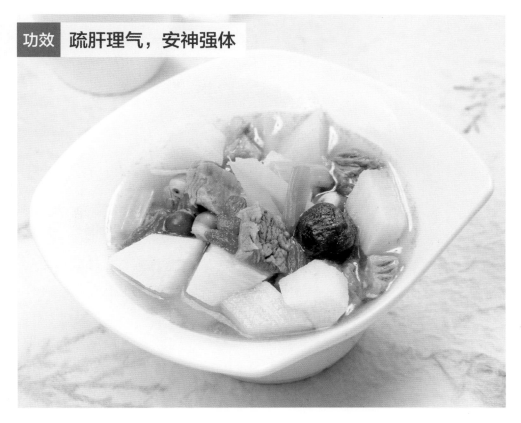

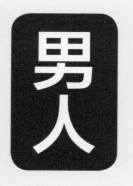

男人

伤肝 避免酒精

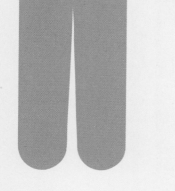

男性到了中年，熬夜、过度劳累、睡眠不足等都会严重损害肝脏健康，加上男性应酬较多、饮酒较多，而酒精对肝脏的损害更不可小觑。因此，男性要养成良好的生活作息习惯，适当运动，注重饮食调理，以养护肝脏。

饮食重点

1 一定要吃早餐

很多男性有不吃早餐的习惯，其实这不仅对肠胃不好，对肝脏也不好。早餐不仅要吃还要吃好，以中和胃酸，保护肝脏，减少胆囊炎等疾病。

2 不吃辛辣、刺激性食物

油炸食物、辣椒、咖啡、浓茶等，经常食用容易引起肝火。

3 少饮酒

肝脏对酒精的代谢能力有限，过量饮酒会对消化道、肝脏造成严重损伤。长期大量饮酒还容易导致脂肪肝和肝硬化，因此要控制饮酒，最好戒酒。

4 补硒养肝

肝病患者大多免疫功能低下，硒可以有效提高免疫力，适当补硒有利于养肝。含硒丰富的食物有香菇、牛肉、金枪鱼、虾、牡蛎等。

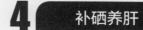

5 合理选用奶、蛋、大豆制品

这些食物是蛋白质的主要来源，每日膳食合理摄入，以提供充足的优质蛋白质，保护肝脏。

6 注意饮食卫生

霉变食物一定不能食用，否则易致肝癌；尽量不食生鱼片等，以免损害健康。

7 保证碳水化合物的摄取

适当食用水果、谷薯类等富含碳水化合物的食物，可增加肝糖原储备。

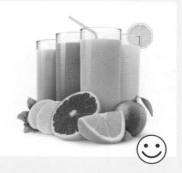

番茄枸杞玉米羹

材料　玉米粒200克，番茄50克，枸杞子10克，鸡蛋清1个。

调料　盐3克，香油、水淀粉各适量。

做法

1 玉米粒洗净；番茄洗净，去皮，切块；枸杞子洗净。

2 汤锅置火上，放入适量水，倒入玉米粒煮开，转中小火煮5分钟，放入番茄块、枸杞子烧开，加入鸡蛋清搅匀，用水淀粉勾芡，加盐，淋入香油即可。

功效 补肾养肝

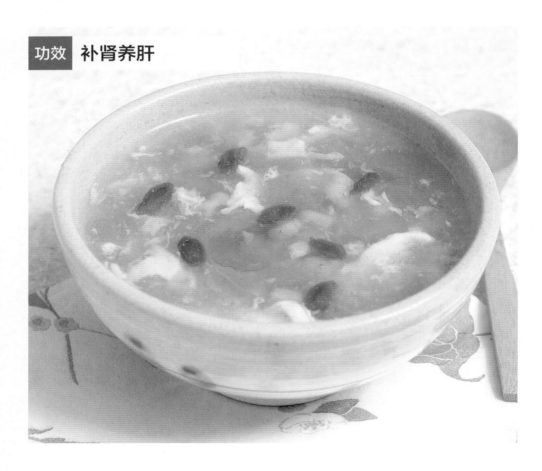

香菇菜心拉面

材料 拉面150克，鲜香菇、胡萝卜各20克，菜心100克。

调料 盐1克，葱花少许。

做法

1 菜心洗净，切段；香菇、胡萝卜均洗净，切片。

2 锅内倒油烧至五成热，爆香葱花，加足量清水大火烧开，放入拉面煮软，加入香菇片、胡萝卜片和菜心略煮，加盐调味即可。

特别提醒

煮面的时候可以根据个人喜好多加入几种蔬菜，能让营养更丰富。

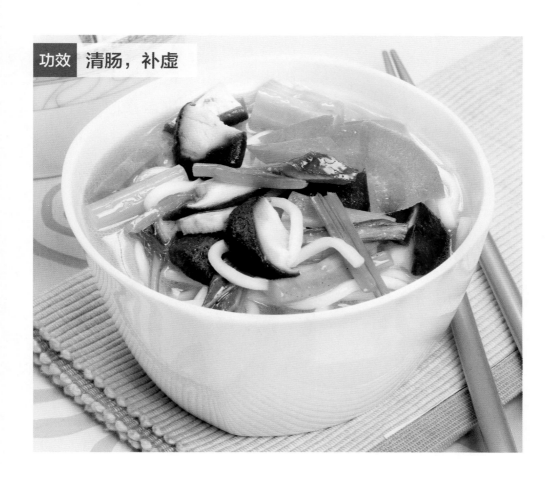

功效 清肠，补虚

老人

减少药物等对肝脏的损害

研究表明，肝细胞数量随年龄增长而减少，并且肝脏趋向硬变，重量明显下降。90岁老年人肝脏的平均重量只有30岁年轻人肝重的50%。再加上很多老年人服用的药物较多，也会对肝脏造成损害，因此老年人更需要呵护好肝脏健康。

饮食重点

1 保证均衡饮食

老年人的热量有50%～65%来自碳水化合物，主要从米、面中获取；11%～15%来自蛋白质，主要从瘦肉、蛋类、豆类等中获取；20%～30%来自脂肪，可从植物油、坚果、动物食物中摄取。

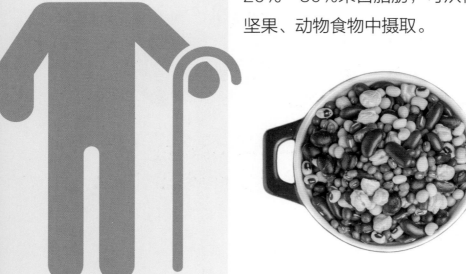

2 脂肪摄入以不饱和脂肪酸为主

　　肝脏是脂肪代谢的主要场所，应注意多不饱和脂肪酸的摄入，以免增加肝脏负担，引发动脉硬化等症。老年人要选择植物油，少吃动物油，不宜食用肥肉，少吃动物肝脏。

3 多吃绿色食物和酸味食物

　　根据中医理论，肝主绿色，"青色入肝经"，因此平时可多吃一些绿色食物，如菠菜、芹菜、芥蓝、绿豆等，可滋阴润燥、疏肝养血。同时，"肝性喜酸"，平时可以多食用一些酸味食物，如山楂、番茄、醋等，具有保肝敛肝的效果。

4 多喝水

　　补充水分有利于消化液的分泌，还可增加循环血量，有利于排出身体代谢废物，减轻毒素对肝脏的损害。

5　多吃新鲜蔬果

蔬菜和水果可提供丰富的维生素和矿物质，这是肝脏不可或缺的营养物质。

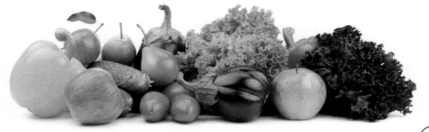

6　饮食要清淡、易消化

老年人的消化功能有所衰退，饮食上要以清淡、易消化为主，因为肝脏是消化系统最大的消化腺，饮食清淡、易消化也能减轻肝脏负担。

老年人谨防药物性肝病

由于年龄增长和身体功能的衰退，老年人或多或少会服用一些药物，而吃进去的药物都要经过肝脏解毒，因此服药过多会增加肝脏负担，甚至有些肝脏方面的损害就是药物引起的。

因此，老年人要保证安全用药，不要自行服用药物。最好做一份用药记录，就医时将用药情况告知医生，以便医生做出正确的诊断。

栗子蒸土鸡

材料　土鸡1只，栗子肉200克。

调料　辣椒酱、葱末、姜末、料酒、盐、酱油各适量。

做法

1 土鸡宰杀去内脏，洗净，剁小块；葱末、姜末放入料酒中拌匀，腌3分钟。

2 土鸡块用葱姜汁腌约3小时，放入植物油、盐、酱油、辣椒酱拌匀。

3 将拌好的土鸡块、栗子肉入蒸笼大火蒸约1小时至熟即可。

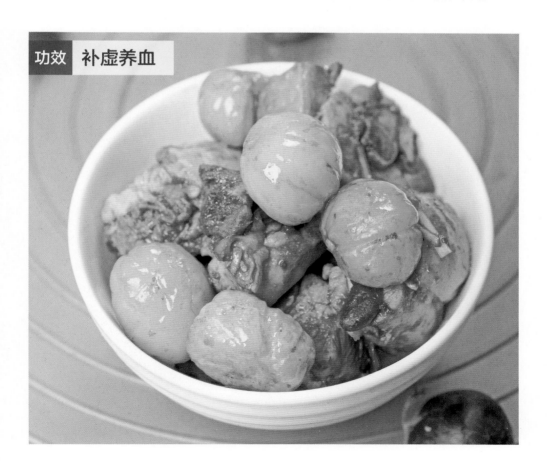

功效　**补虚养血**

海带枸杞腔骨汤

材料 腔骨500克，干海带20克，枸杞子10克，红枣20克，鲜香菇3朵。

调料 姜片5克，盐3克，料酒、醋、香油各适量。

做法

1 腔骨洗净，剁块，沸水焯烫，捞出；海带泡发洗净，切段；香菇洗净，切片；枸杞子、红枣洗净。

2 锅中倒入适量清水，将除枸杞子以外的其他材料放入锅中，加入姜片、料酒、醋炖煮至腔骨熟，出锅前放入枸杞子、盐再煮5分钟，淋入香油即可。

特别提醒

喝汤吃肉才能摄入更全面的营养，不能只喝汤不吃肉。

功效 滋养肝阴

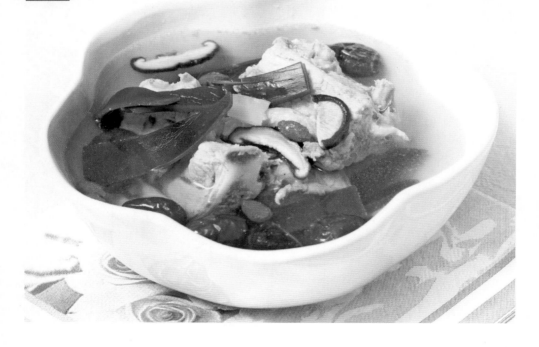

PART 6

常见肝病饮食
平稳控制病情

脂肪肝

脂肪堆积 重在减少肝脏

正常人的肝内脂肪占肝脏总重量的3%~5%，当肝内脂肪超过肝脏重量的5%时，即为脂肪肝。肥胖、过量饮酒和糖尿病是诱发脂肪肝的三大主因。脂肪肝可以分为肥胖性脂肪肝、酒精性脂肪肝、营养不良性脂肪肝、糖尿病性脂肪肝、药物性脂肪肝以及妊娠脂肪肝等。

饮食重点

1 纠正不良饮食习惯

三餐要定时定量，不能不吃早餐，晚餐不能过于丰盛，避免过饱、经常吃夜宵等习惯，以免造成脂肪堆积，扰乱肝的正常代谢。

2 限制精制碳水化合物

不宜多吃糖果、糕点等甜食，以防多余的碳水化合物在体内转化成脂肪，可以适当多吃全谷类、豆类。

3 控制总热量，以植物性食物为主

脂肪肝重在预防，热量来源应以植物性食物为主，防止热量过剩。

4 控制脂肪的摄入

减少富含饱和脂肪酸的动物油、肥肉、奶油、花生酱等的摄入；核桃、花生、松子等脂肪含量较多，每次食用不宜过多。

5 增加膳食纤维的摄入

膳食纤维可以促进体内多余胆固醇的排泄，有效降血脂。富含膳食纤维的食物有燕麦、荞麦、红薯、玉米等谷薯类，以及菠菜、芹菜、白菜、苹果、香蕉等蔬果类。

6 注意烹调方式

多用蒸、煮、拌等少油的烹调方法，少用煎、熘、炸等烹调方法。

7 少吃胆固醇含量高的食物

动物脑、动物内脏（肝、肾）、鱼子、蛋黄等的胆固醇含量较高，要少吃。

避免肥胖的饮食要点

- 进食要定时定量，不要暴饮暴食，不要吃过多零食，尤其要杜绝炸薯条、炸鸡等高热量、高脂肪零食。
- 不要等到很饿的时候才吃东西，这样容易造成进食过多。
- 不要靠吃食物来宣泄不良情绪，以免造成进食无度。
- 主食尽量选择杂粮米面，比如玉米、糙米、燕麦等，减少酥饼、点心等高脂、高热量食物。
- 多用去皮鸡肉、鱼肉代替猪肉、牛肉、羊肉，也可以适当用豆腐、豆腐皮等大豆制品代替动物性食物。
- 蔬菜和水果尽量选择体积大、水分多、饱腹感强的。

生活调理

1. 进行适量运动，增加热量消耗，减少肥胖，这是防治脂肪肝的重要措施。
2. 养成良好的作息习惯，不熬夜，保证睡眠质量。
3. 吸烟伤害肝细胞，应该戒烟。
4. 酗酒是脂肪肝的元凶，要彻底戒除。
5. 保持良好心态，避免悲伤、忧郁等不良情绪。

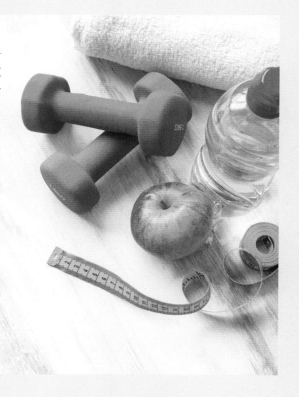

白灼芥蓝虾仁

材料 芥蓝150克,虾仁80克。

调料 酱油5克，白糖、盐各3克，水淀粉适量，胡椒粉、香油各少许。

做法

1 芥蓝洗净；虾仁洗净，用盐、胡椒粉、水淀粉抓匀，腌渍10分钟。

2 锅置火上，倒入清水烧沸，将芥蓝焯至断生后捞出。

3 锅内倒油，烧至六成热，下虾仁滑散后盛出，摆放在焯好的芥蓝上。

4 酱油、白糖、盐、香油、胡椒粉和少许水对成白灼汁，倒入锅内烧开，浇在虾仁和芥蓝上即可。

功效 降胆固醇

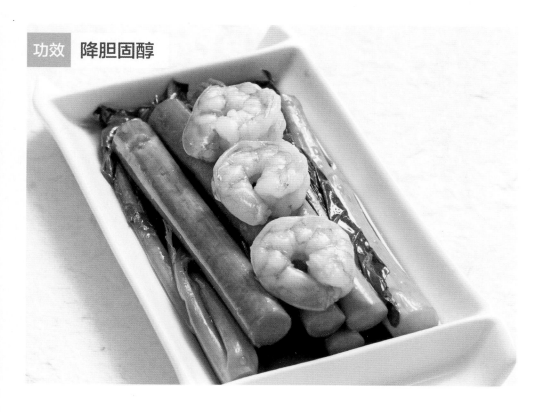

酒精性肝病

戒酒与营养双行

酒精性肝病，顾名思义是由于长期大量饮酒导致的肝病。一般早期表现为脂肪肝，进而可发展成酒精性肝炎、肝纤维化和肝硬化，表现为恶心、呕吐、黄疸，有的伴有肝肿大和压痛，甚至出现肝腹水。防治酒精性肝病首先要戒酒，并做好营养支持。

饮食重点

1 控制饮酒量

饮酒者尽量饮用低度酒，每天严格控制饮酒量，一定不要空腹饮酒。在饮酒前适当喝些牛奶、酸奶等以保护胃黏膜、减少酒精吸收，一定不要只喝酒不吃菜。对于酒精性肝病患者来说，最好戒酒，否则酒精对肝脏的损伤会更加严重，不加控制会导致肝硬化。

2 高蛋白饮食

当人体营养不良，尤其是缺乏蛋白质的时候，酒精更容易损害肝脏。因此，酒精性肝病患者需要给予高蛋白饮食以促进肝细胞的修复。鱼、瘦肉、鸡蛋、大豆及其制品、乳类等，都是优质蛋白质的良好来源，可交替选用。

3 低脂饮食

高脂饮食会增加肝脏的代谢负担，加重病情。低脂饮食是指控制膳食中脂肪的总摄入量和饱和脂肪酸的量。饮食宜清淡，烹调方式以蒸、煮、炖等为主。

4 供给充足的维生素

各种维生素的供应要充足，它们是体内代谢不可缺少的物质。新鲜蔬果是维生素及矿物质的好来源，酒精性肝病患者可适当选用，尤其可多补充富含B族维生素、维生素C、维生素K的食物，如各种绿叶蔬菜、苹果、豌豆、橘子等。

洋葱炒鸡蛋

材料 洋葱1个，鸡蛋2个。

调料 盐3克,醋、白糖各少许。

做法

1 洋葱去老皮，洗净，切片;
   鸡蛋磕开，打散。

2 炒锅置火上，倒油烧热，倒
   入鸡蛋液炒成块，盛出。

3 锅底留油烧热，放入洋葱片
   炒熟，倒入鸡蛋块翻匀，调
   入盐、白糖、醋即可。

功效 **促进脂肪代谢**

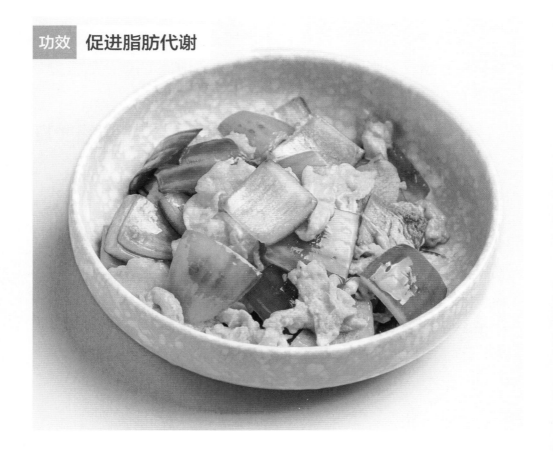

山药木耳炒莴笋

材料 莴笋 300 克，山药、水发木耳各 50 克。

调料 醋 5 克，葱丝、白糖、盐各 3 克。

做法

1 莴笋去叶、去皮，切片；山药去皮，洗净，切片；水发木耳洗净，撕小朵；山药片和木耳分别焯烫，捞出。

2 油锅烧热，爆香葱丝，倒莴笋片、木耳、山药片炒熟，放盐、白糖、醋即可。

特别提醒

莴笋有助眠的作用，睡眠不好的人尤其适合食用。但是莴笋性凉，脾胃虚寒的人不宜多吃。

功效 补充维生素，护肝

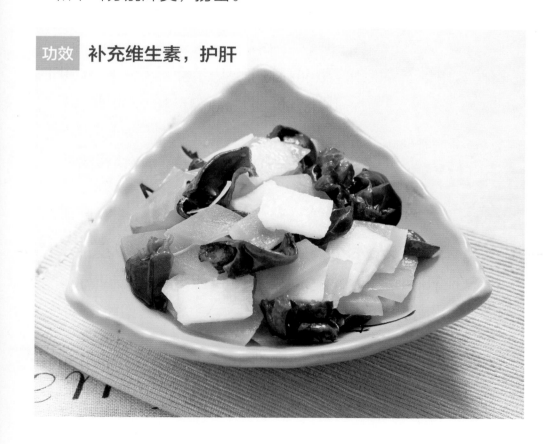

肝炎

肝细胞积极修复受损

肝炎根据发病原因可分为病毒性肝炎、酒精性肝炎、药物性肝炎以及其他类型肝炎，最常见的是由各种病毒引起的病毒性肝炎，尤以乙肝多见；根据病程长短，可分为急性肝炎和慢性肝炎。肝炎是以肝细胞受到破坏、肝功能受损引起身体各种症状的疾病。

饮食重点

1 保证低脂饮食

脂肪的摄取量每日不宜超过50克，应避免肥肉、油炸食物等富含饱和脂肪酸的食物，保证不饱和脂肪酸的摄入，以免影响脂溶性维生素的吸收。富含不饱和脂肪酸的食物有鱼类、坚果等。

高胆固醇食物，如动物脑、蛋黄、动物肾、动物肝、奶油等也要限制摄入，以免加重肝脏负担。

2 保证饮食中有足够的碳水化合物

碳水化合物是人体热量的主要来源，保证足量的摄入可以减少饮食中的蛋白质被当作热量消耗，从而将节约的蛋白质用于肝组织的修复。

3 宜吃蛋白质含量丰富的食物

蛋白质可保护肝脏的正常功能，加快受损肝细胞的再生和修复。蛋白质的供给以动物性食物为优，可选择瘦肉、深海鱼、蛋、牛奶等，同时补充植物性食物如黄豆、豆腐、豆浆等。

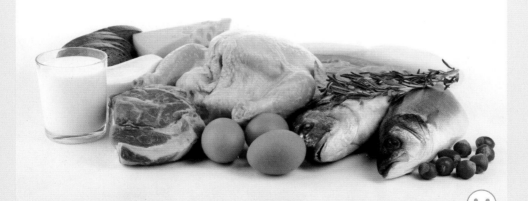

4 宜多吃富含维生素的食物

蔬菜、水果是维生素的宝库，可为人体提供丰富的维生素K、维生素C等，既能保证人体营养均衡，又能促进肝细胞的修复与再生。

生活调理

1 进行适度的运动能增强机体免疫力，提高对抗病毒的能力。
2 规律用药以防损害肝脏。
3 肝主情志，情志不畅会影响肝的健康状况，所以，肝炎患者要乐观地面对现实，以平常心面对疾病，以促进疾病康复。
4 定期复查以监测病情，及时发现问题，及时处理。
5 肝炎病毒具有很强的传染性，因此肝炎患者的餐具最好专人专用，并且经常煮沸消毒。

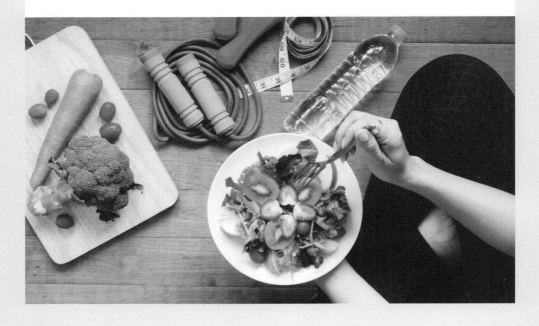

莲藕炖排骨

材料　莲藕200克,排骨400克。

调料　料酒15克,葱末、姜末、蒜末各10克,盐3克。

做法

1 排骨洗净,切块;莲藕去皮,洗净,切块。

2 锅内倒油烧热,放入姜末、蒜末爆香,倒入排骨翻炒至变色,加入料酒炒匀,加莲藕块、适量开水,大火烧开后转小火炖1小时。

3 加盐调味,撒葱末即可。

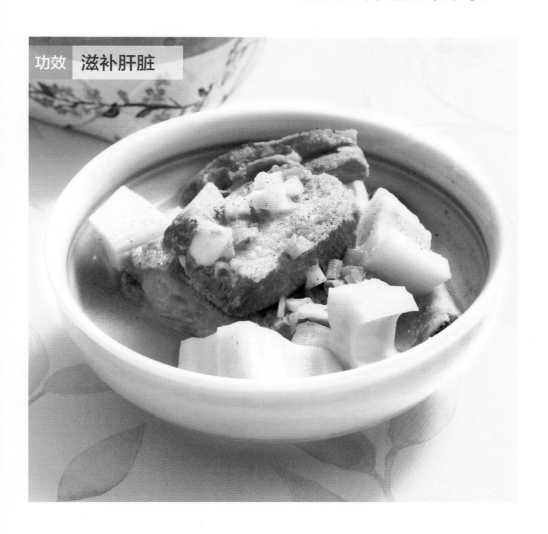

功效　**滋补肝脏**

乙肝

预防为主，兼顾饮食

乙肝全称是乙型病毒性肝炎，属于病毒性肝炎的一种。乙肝是进展性疾病，如果持续发展会成为肝硬化，甚至演化为肝癌。乙肝具有传染性，其预防的关键是接种乙肝疫苗。乙肝疫苗接种全程需要6个月内打3针，即采用"0、1、6方案"注射，接种后一个月看是否产生乙肝抗体，如果有抗体了，一般就不会被传染。

乙肝的传播途径

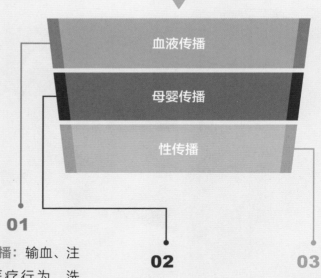

01

血液传播：输血、注射等医疗行为，洗牙、纹身、纹眉、打耳洞、做双眼皮等美容行为。

02

母婴传播：乙肝病毒携带者在孕期、分娩期、哺乳期将乙肝病毒传播给子代。

03

性传播：性生活可通过精液、阴道分泌液传播乙肝病毒，但大多数在阴道破损的情况下才会被传染。

饮食重点

1 均衡饮食

全天所需营养要均衡分配在一日三餐中，不可一次性过量摄取；重在饮食均衡、食材多样化。

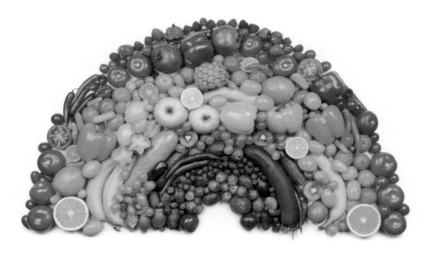

2 保证蛋白质的摄取

蛋白质是肝脏细胞的重要组成成分，能促进肝细胞的再生和修复。每天蛋白质的摄取量以每千克体重1.2~1.5克为宜。可以通过鱼、瘦肉、蛋、奶、大豆制品等食物来摄取优质蛋白质。但是当发生肝硬化，肝脏功能严重降低时则要控制蛋白质的摄入，否则极易引起肝性脑病。

3 适当减少脂肪的摄入量

脂肪是热量的主要来源，但是脂肪的消化必须依靠肝脏进行，因此乙肝患者的脂肪摄入量要适当减少，以减轻肝脏负担。乙肝患者每天摄入 50 克脂肪为宜，并且要以优质脂肪为主。

☺

4 保证碳水化合物的摄取

碳水化合物可主要通过富含葡萄糖、蔗糖的水果、蜂蜜以及谷薯类等摄取，以增加肝糖原的储备。

☺

5 少吃甜食

甜食通常高热量、高脂肪，其所含的糖分和脂肪要靠肝脏分解，如果大量食用甜食会增加肝脏负担。

☺

6 少食多餐

乙肝患者消化功能减弱，因此在饮食上不应吃得过于饱胀，否则会导致消化不良，加剧肝病症状。忌暴饮暴食，应少食多餐，每餐七成饱。

☺

韭菜炒鸡蛋

材料　韭菜 200 克，鸡蛋 2 个。

调料　盐 3 克。

做法

1 韭菜择洗干净，切小段；鸡蛋打成蛋液。

2 将韭菜段放入蛋液中，加盐搅匀。

3 锅置火上，倒油烧至五成热，将韭菜鸡蛋液倒入炒熟即可。

特别提醒

韭菜和鸡蛋是很好的搭配，还可以做成韭菜摊鸡蛋、韭菜鸡蛋盒子等。

功效　保肝，强体

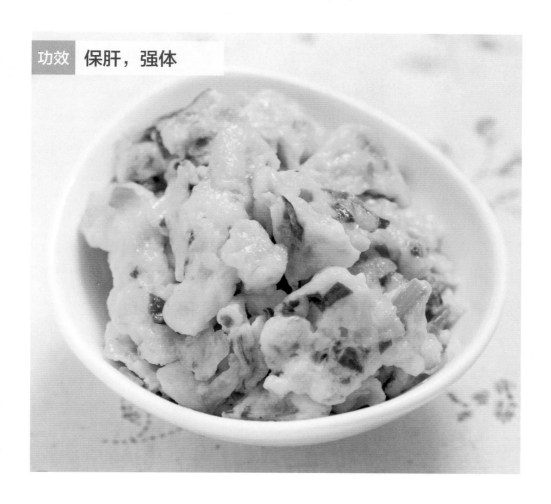

肝硬化

肝功能 **积极提高**

肝硬化是以肝脏变形、变硬为特点的慢性肝病，其发生的原因有病毒性肝炎、酒精中毒、脂肪肝、胆汁淤积以及滥用药物等。肝硬化以由肝炎发展而来的比例最大，酒精性肝硬化的发病率也在明显增加。肝硬化的诊断主要是通过影像检查来确定，主要检查项目有肝脏 B 超或 CT 等。

肝硬化重在预防

▼

积极预防和治疗慢性肝炎、血吸虫病等可引起肝硬化的原发性疾病

避免抑郁、易怒等不良情绪

避免接触对肝脏有害的物质

注重饮食，长期营养缺乏或不当饮食会降低肝细胞对有害因素的抵抗力

少量饮酒或忌酒，预防酒精性肝硬化的发生

适量运动

不滥用药物

饮食重点

1 饮食应细软

以易消化为主，忌食辛辣刺激性食物以及粗硬难消化的食物，如辣椒、芥末、油炸食物等。

2 保证充足的优质蛋白质

蛋白质能够保护肝细胞，还能修复、再生肝细胞。可选择瘦肉、黄豆、豆腐、脱脂奶等富含优质蛋白质的食物。但是晚期患者如果出现肾功能严重减退时则要严格限制蛋白质的摄入。

3 低脂饮食

避免肥肉、猪油、黄油、奶油、蛋黄、动物内脏等高脂肪、高胆固醇食物，尤其是胆汁淤积性肝硬化患者更应控制脂肪和胆固醇的摄入。

4　补充维生素

多进食富含维生素 A 或胡萝卜素（瘦肉、菠菜、南瓜、胡萝卜等）、B 族维生素（燕麦、小米、黄豆、蔬菜等）、维生素 C（猕猴桃、梨、葡萄、白菜、黄瓜等）、维生素 K（菜花、莴笋、油菜等）的食物。

5　注意锌的补充

锌对肝细胞有保护作用，而肝硬化患者随尿液排出的锌量增加，需要及时补充，可适当多吃鱼、虾、牡蛎、瘦肉等富含锌的食物。

6　促进食欲

肝硬化患者的食欲和消化能力一般比较差，因此在烹调上应尽量做到色香味俱佳，这样能促进食欲，并且实现营养的均衡。

肝硬化腹水的饮食重点

肝硬化晚期常常会出现腹水。一旦发生肝硬化腹水，要在饮食上做出相应调整。

1 食物宜软、易消化，不宜坚硬

肝硬化腹水患者常有食管静脉曲张，坚硬的食物容易引起曲张的食管静脉破裂而发生上消化道出血。

2 减少盐的摄入

盐每天控制在 5 克以内甚至更少，同时要减少高钠食物的摄入，比如火腿、香肠、熏肉、咸菜等，以避免因盐分摄入过多而导致水钠潴留体内，加重腹水症状。

3 适当多食有利水祛湿功效的食物

比如冬瓜、红豆、薏米等，可以祛湿利尿、减少腹水。

4 增加蛋白质的摄入

血清白蛋白低下是腹水发生的重要原因，营养不良和肝脏合成减少均可导致血清白蛋白水平降低，使腹水难以消退或加重。因此，只要没有肝性脑病，大便正常，就应该鼓励进食富含优质蛋白质的牛奶、鸡蛋、鱼类及肉类等食物。

清蒸黄花鱼

材料 净黄花鱼1条。

调料 葱丝、姜丝各5克，料酒10克，盐3克，蒸鱼豉油适量。

做法

1 黄花鱼洗净，鱼身打花刀，用葱丝、姜丝、料酒和少许盐腌渍20分钟。

2 蒸锅置火上，加水烧开，将腌好的鱼大火蒸12分钟左右取出。

3 锅内加油，烧至八成热，将热油均匀地浇在鱼身上，淋上蒸鱼豉油即可。

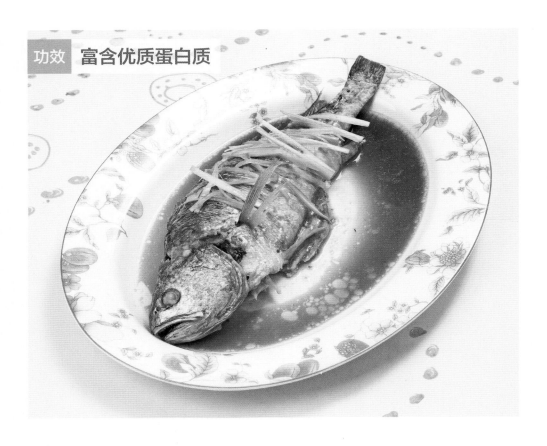

功效 富含优质蛋白质

雪菜炒土豆

材料 土豆250克，雪里蕻（雪菜）、豆腐干、花生米各50克。

调料 葱花、蒜末各5克，盐2克，大料1个。

做法

1 土豆去皮，洗净，切丁，入沸水中煮至七成熟，捞出过凉；雪里蕻洗净，切碎；豆腐干切丁；花生米入水中加大料煮熟。

2 锅置火上，倒油烧热，下入葱花、蒜末炒香，放入土豆丁用大火翻炒几下，放入雪里蕻碎、豆腐干丁、花生米翻炒均匀，加盐调味即可。

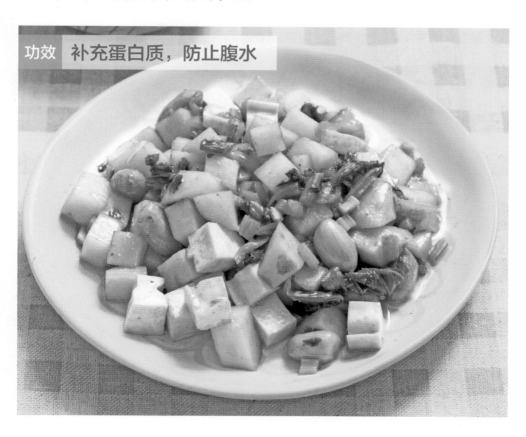

功效 补充蛋白质，防止腹水

肝癌

预防原发病，增强抗癌力

这里所说的肝癌，主要指原发性肝癌，为常见恶性肿瘤，并且以男性患者居多。肝炎（乙型肝炎）、肝硬化是肝癌的"土壤"，要想彻底防治肝癌，就要彻底治愈这些疾病。

肝癌的典型症状

▼

食欲明显减退，伴有腹胀、恶心、呕吐等症

疲惫乏力并持续不能缓解

不明原因的发热、水肿

黄疸、腹水、皮肤瘙痒

右上腹隐痛

鼻出血、皮下出血

明显消瘦

肝肿大

注：肝癌大多数发现的时候就已经是晚期，错过了最佳治疗时机。因此，一旦出现这些早期症状就要及时就医排查。需要特别强调的是，肝脏方面的疾病与消化道息息相关，一旦出现消化道症状就要引起重视。

饮食重点

1 增加优质蛋白质的摄入

优质蛋白质能够修复受损的肝细胞。肝癌早期要保证蛋白质的摄入，防止蛋白质损耗。瘦肉、蛋类、鱼、大豆制品等都是优质蛋白质的来源。但是在肝癌晚期则要适当限制蛋白质的摄入，以免诱发肝性脑病。

2 吃新鲜食物，忌吃霉变、腌制食物

蔬菜、水果及畜禽肉、鱼等一定要吃新鲜的，霉变食物尤其是被黄曲霉素污染的花生、谷物等含有致癌物。腌制食物中不仅盐分高，也容易含有致癌物，会引发或加重症状，不宜食用。

3 不吃隔夜饭菜

隔夜饭菜是指存放超过 8 小时的饭菜，这些食物尤其是绿叶蔬菜炒后极易滋生细菌，产生致癌物亚硝胺，因此最好现做现吃，不吃剩饭剩菜。

4　清淡易消化

　　肝癌患者大多伴有消化不良等症，因此应食用易消化的汤、粥、烂面条等，并且要清淡而少盐。

5　补充维生素

　　维生素 A、维生素 C、维生素 E、维生素 K 等都有辅助抗癌的作用，因此肝癌患者可适当多吃新鲜蔬果以保证维生素的供给。

6　减少脂肪的摄入

　　肝癌患者一般伴有恶心、呕吐、腹胀等症，过多摄入脂肪会增加消化负担，还会加剧肝区疼痛；尤其要限制动物性脂肪的摄入，如肥肉、动物油、油炸食物、熏烤食物等。

草菇烩豆腐

材料 草菇、豆腐各200克，豌豆30克。

调料 葱末、姜末、盐各3克，料酒、水淀粉各适量。

做法

1 草菇洗净，对切成两半；豆腐洗净，切块；豌豆洗净，煮熟备用。

2 油锅烧热，爆香葱末、姜末，倒入草菇，烹料酒，放豆腐块，加盐烧至入味，放熟豌豆炒匀，用水淀粉勾芡即可。

特别提醒

新鲜草菇呈卵球形，外表坚实，不松软，如果表面发黄发黏则说明变质，不宜食用。

功效 抗癌，补钙

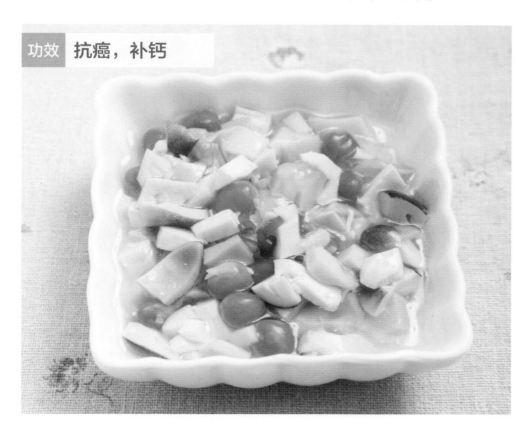

西蓝花炒胡萝卜

材料 西蓝花 200 克，鲜香菇、胡萝卜各 100 克。

调料 蒜末 15 克，盐 1 克。

做法

1 西蓝花掰成小朵，用盐水浸泡 5 分钟；胡萝卜洗净，切菱形片；鲜香菇洗净切片；将上述三种食材分别焯水。

2 锅中油烧热，放入蒜末爆香，将三种食材倒入锅内翻炒 2 分钟，加入盐调味即可。

功效 **提高免疫力**

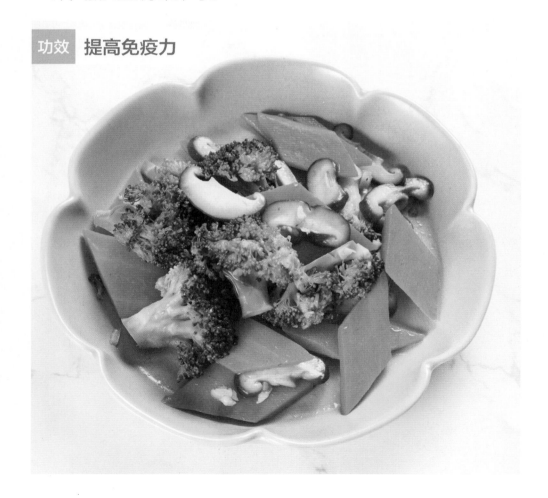

PART 7

养护肝脏

不同季节各有妙招

春季

温补肝阳

春季气温转暖，人体活动量增加，身体新陈代谢加快，此时肝功能旺盛。中医理论认为春天属五行之木，人体的五脏之中肝属木，因而春对应肝，春天是养肝的最佳季节。

饮食重点

1 以易消化的食物为主

应以清淡、易消化的食物为主，可以适当多喝一些清淡的汤、粥等。

2 注意营养均衡

要注意维生素和矿物质的补充，可以吃一些时令蔬菜，比如菠菜、韭菜、油菜、香椿等；还要增加大豆及其制品的摄入，可以为人体提供丰富的优质蛋白质，促进肝脏健康。鱼类也是获取优质蛋白质的好选择，容易消化，脂肪含量低。

3 多吃新鲜的绿色蔬菜

春季大量新鲜蔬菜上市，尤其绿色蔬菜是养肝护肝的好选择，可以适当多吃，以促进肝脏排毒，还能提供丰富的维生素，提高人体免疫力，保护肝脏健康。

4 吃一些清肝败火的食物

春季肝火旺盛，可以进食一些清肝火的食物，比如火龙果、菠菜、葡萄柚、山竹、百合等。

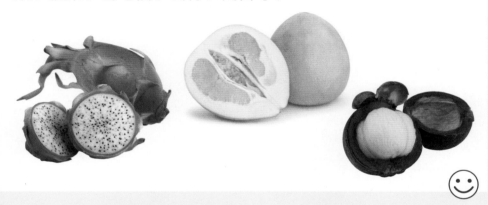

5 多喝水

多喝水能促进血液循环，还能促进胆汁的分泌，有促进消化和排毒的作用。

6 少吃酸味食物，多吃甘温食物

中医认为，五味入五脏，酸味入肝。春季肝功能旺盛，宜生发，如果多吃酸味食物，不利于肝的疏泄。所以春季饮食忌酸涩，酸味食物如山楂、醋、酸奶等，应适当减少摄入。可适当多吃甘味食物，以养脾胃。

☺

7 避免吃油腻、辛辣食物

这类食物不易消化，食用后会增加肠胃和肝脏负担，还容易导致肝火旺盛。

☺

春季养肝生活调理

1 春季，体内阳气向外生发，而肝主疏泄，如果疏导功能得不到有效发挥，往往会激发急躁情绪。因此，要切忌易暴易怒，保持平和心态。

2 养成早睡早起的习惯，夜晚不要晚于 11 点睡觉，早晨起床不要晚于 8 点。

3 适度做做户外运动，以舒展筋骨、活动肢体，比如打球、散步、练太极、放风筝等，都能养肝护肝，促进人体气血通畅。

4 多晒太阳，以提高身体免疫力，这也是最简单实用的养肝方法。

香椿拌豆腐

材料　香椿 100 克，豆腐 300 克。

调料　盐 3 克，香油少许。

做法

1 香椿洗净，入沸水焯烫后捞出，沥干，切碎；豆腐洗净，切丁，入沸水略焯，捞出沥干。

2 将香椿碎、豆腐丁加盐、香油，拌匀即可。

特别提醒

香椿营养丰富，但含有一定量的草酸，因此一定要先在沸水里焯烫一下再烹调食用，以免影响营养吸收。

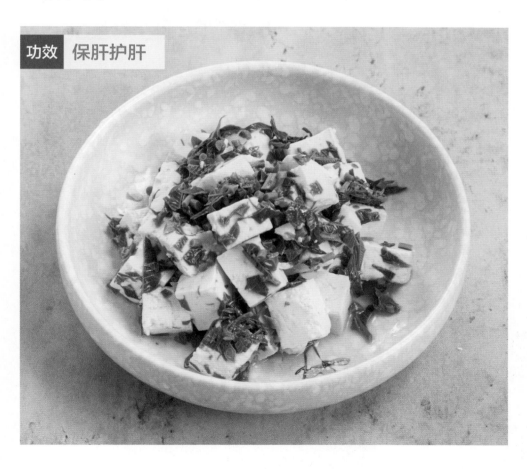

功效　保肝护肝

夏季

清热利湿，养心养肝

夏季与人体五脏的心相对应，火气通心，所以夏季最容易上心火。同时夏季气温高，人的食欲降低，容易导致营养摄取不足，加上身体大量出汗，体内水分和电解质随汗液大量排出体外，肝细胞极易受损。夏季是一年中最湿热的季节，养心养肝要以清热利湿为主。

饮食重点

1 均衡营养

人们一般到夏季食欲降低、胃口不好，容易导致营养摄入不足、人体免疫力下降，对肝脏影响也很大。因此在饮食上应注意各类营养的均衡摄取，新鲜的瓜果蔬菜、鱼、瘦肉、大豆制品等要合理搭配，以为人体提供全面的营养。☺

2 补充优质蛋白质

夏季气温高，人体新陈代谢增快，热量消耗大，因此要适当补充蛋白质来供给热量的消耗。蛋类、鱼类、奶制品、大豆制品等富含优质蛋白质的食物，不仅容易消化吸收，还能促进肝细胞再生，提高机体免疫力。畜禽肉也富含优质蛋白质，最好选择鸭肉、鸡肉、猪瘦肉，不宜多吃羊肉等温燥食物，以免引起上火。

3 多吃新鲜蔬果

苦瓜、丝瓜、西瓜、草莓、葡萄等可为人体提供维生素和矿物质以及抗氧化物质，有利于生津止渴、除烦解暑、清热泻火、排毒通便，可以多吃。

4 吃一些健脾利湿的食物

夏季暑湿严重，最容易侵犯脾，脾气健运营养才能吸收充足、滋养肝脏。健脾利湿的食物有薏米、红豆、扁豆、冬瓜、丝瓜、鲫鱼等。

5　多喝水

　　夏季因为排汗和机体的蒸发，很容易导致体内缺水，因此要多饮水，以促进血液循环和代谢，减少体内废物对肝脏的损害。此外，夏季还可以适当喝一些枸杞茶等，既能补水，又能清肝明目、清热解毒。

6　不要过食冷饮

　　雪糕、冷饮能消热解暑、止渴提神，但要适量食用，过于贪凉会伤及脾胃健康，损害肝脏。

夏季养肝生活调理

1　夏季昼长夜短，不要过于劳累，要保证休息和睡眠充足，每天中午可适当午睡，以强化肝脏功能。

2　夏季天气炎热，人往往容易烦躁，要注意让自己平静下来，快乐、开朗、宽容、放松的心态和健康行为模式有利于肝脏健康。

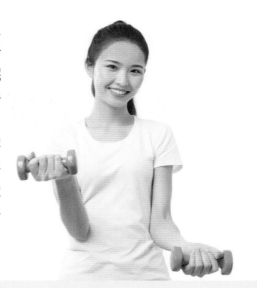

香菇拌豆腐丝

材料 鲜香菇、豆腐丝各 100 克。

调料 盐、香菜末各适量，香油 3 克。

做法

1 鲜香菇洗净，去蒂，入沸水中焯透，捞出，过凉，沥干水分，切丝；豆腐丝洗净，放入沸水中焯透，捞出，过凉，沥干水分。

2 取盘，放入香菇丝和豆腐丝，加入盐、香菜末和香油拌匀即可。

特别提醒

豆腐丝也可以不焯水，但是焯一下味道更好，可以去掉豆腥味。

功效 补充优质蛋白质，修复肝细胞

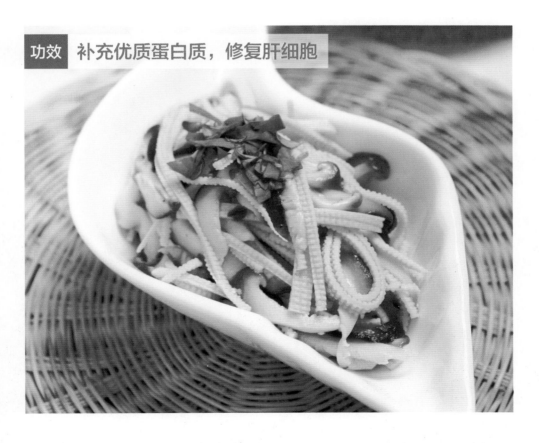

秋季

降秋燥，以养肝

秋天随着雨水减少，气候变得干燥，开始出现秋高气爽、昼热夜凉温差大的特点。古人言"秋者阴气始下，故万物收"，是说到了秋季阳气渐弱，阴气逐渐盛长起来，养生也要顺应自然，收敛神气，降低秋燥对肝脏等人体器官的影响。

饮食重点

1 饮食多样化，营养均衡

秋季天气干燥，逐渐转凉，人体免疫系统需要足够的维生素进行调节，以抵抗细菌、病毒的侵害，提高免疫力和抗病能力。因此要经常食用富含维生素的新鲜蔬果，如猕猴桃、橙子、葡萄、胡萝卜、南瓜、山药、圆白菜、菠菜等。

2 补充水分

秋季燥气上升，容易伤及津液，诱发咳嗽、哮喘、皮肤干燥等疾病。多喝水可以养阴润燥，补充身体缺失的津液。

3 多吃润燥食物

秋季燥气当令，要多吃一些润燥食物以养肺阴，同时滋补肝脏。糯米、百合、蜂蜜、莲子、芝麻、银耳、梨等都能滋阴润燥。

4 多吃富含膳食纤维的食物

秋天体内水分过度蒸发，容易出现大便干结的情况。多吃一些富含膳食纤维的食物，如绿叶蔬菜、红薯、海带等，可防止便秘，还能预防肝脏脂肪堆积。

5 食补要适量

秋季食材丰富，可选择性大，但食补不可盲目，更要适量，否则很容易因饮食不当而造成脂肪堆积、热量过剩，损害肝脏健康。

6 少吃辛辣燥热的食物

人体受秋燥的影响很容易上火，若再过食葱、姜、蒜、韭菜、辣椒等辛辣燥热食物，会使肺气更加旺盛而伤及肝气，还会使胃火更盛，体内湿邪无法排出，易导致消化不良、腹胀、便秘等。

秋季养肝生活调理

1 注意随着天气变化增添衣物，以免引发感冒，增加肝脏负担。
2 早睡早起，规律作息，保证充足的睡眠才能使肝脏得到充分的血液滋养。
3 排解悲秋情绪。很多人在秋天到来时会产生悲秋情绪。这时适当进行情志调节，能有效减缓秋燥对人体的影响。
4 适度运动。可进行散步、慢跑、跳舞等运动，以促进新陈代谢，使气血通畅，怡情养肝。

银耳炒肉丝

材料 猪瘦肉 50 克，干银耳 5 克。

调料 葱花、料酒、酱油、水淀粉、盐各
适量。

做法

1 干银耳用温水泡发，洗净，撕成小朵；
猪瘦肉洗净，切丝，加料酒、酱油、水
淀粉抓匀，腌渍 15 分钟。

2 炒锅置火上，倒入适量植物油，待油
烧至七成热时加入葱花炒出香味，放入
肉丝滑熟。

3 倒入银耳翻炒 3 分钟，用盐调味即可。

特别提醒

银耳用热水泡发的
速度快，但最好用
温水慢慢泡发，这
样不但泡发更充分，
而且不易碎烂。

功效 提高肝脏解毒能力

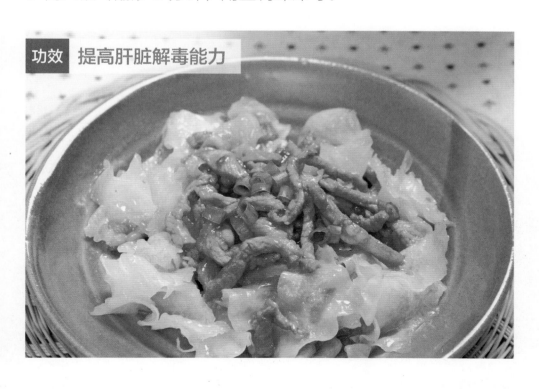

冬季

养肝血，固肾阳

冬季是大自然万物闭藏的季节，人体的阳气也随之潜藏于体内。中医认为，肾是先天之本，人体的阳气来源于肾脏，但是寒邪最容易侵袭肾脏，因此冬季以养肾为首要任务。肝肾密切相关，因此，宜柔肝养肝、滋养肝血。

饮食重点

1 适度补充热量

碳水化合物、脂肪和蛋白质进入人体后可产热，帮助机体御寒。可适度摄入瘦肉、鸡蛋、鱼类、乳类、大豆及其制品，这些食物中所含的蛋白质易于被人体消化吸收。☺

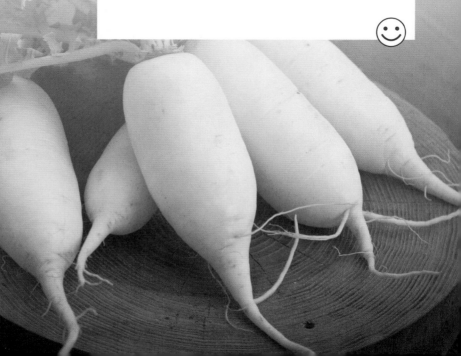

2 注意补充矿物质

冬季寒冷，会使矿物质的消耗量增加。多吃胡萝卜、红薯、土豆、山药、莲藕、瘦肉、鸡蛋等富含矿物质的食物，可以起到暖肝护肝、通利肠道的作用。☺

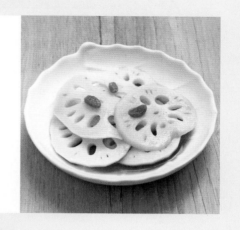

3 多吃些温热食物

冬季以温补为主，吃些温热性食物，如羊肉、牛肉、桂圆、红枣、糯米、韭菜、栗子等，能肝肾同补，还能御寒暖身。☺

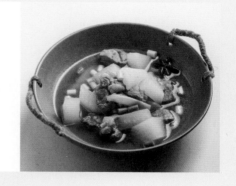

4 可经常食用汤、粥

多吃些谷薯类食物，粗细粮搭配能获得更全面的营养。而且寒冬经常喝热粥、热汤，能暖身祛寒。☺

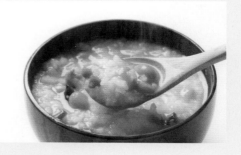

5 不贪辛辣

冬季吃辛辣能帮助杀菌御寒，还能补益肺气，但是肺气过盛会使肝功能被抑制。因此，冬季不宜大量食用辛辣食物，以免伤肝。

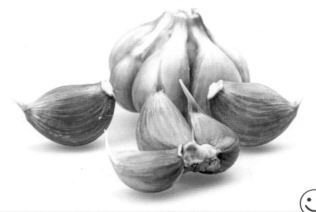

冬季养肝生活调理

1 注意保暖，避免受风寒。冬季养肝，防寒保暖是首要事情。冬季一定要保证头暖、背暖、脚暖（这三个部分最容易受寒）。另外，女性在生理期还要特别注意腹部保暖。

2 阳光充足的时候，适量参加户外活动，不仅能舒缓心情，还可以助阳生发、补充钙质。尤其要注意背部保养，让背部多晒晒太阳，有助于肾的阳气生发。

3 冬季以敛阴藏阳为根本，在情志方面要做到静心安神，避免烦躁叨扰，让阳气得以潜藏。又因为冬季阴冷，很容易让人心情郁闷，所以要及时调整，保持积极乐观的心态。

山药羊肉汤

材料　山药 200 克，羊肉 150 克。

调料　葱花、姜末、蒜末各 5 克，盐 3 克。

做法

1 山药洗净，去皮，切片；羊肉洗净，切块，入沸水中焯烫，捞出沥干。

2 锅置火上，倒植物油烧至八成热，放入葱花、姜末、蒜末爆香，放入羊肉块翻炒，倒入适量温水煮沸，加入山药片煮至肉熟山药烂，加盐调味即可。

功效　暖胃补肝，壮阳补肾

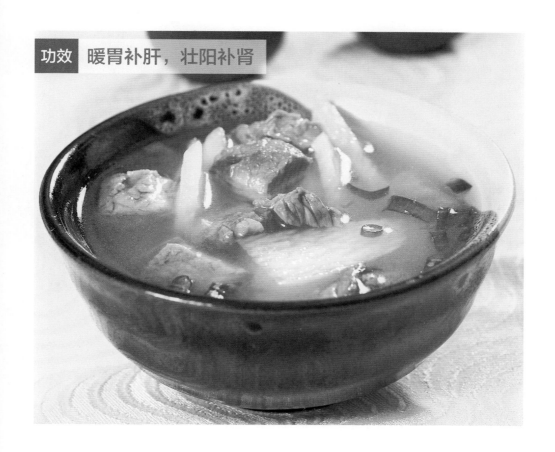

附录　养肝护肝简易按摩

清泻肝火：按行间

取穴原理

行间是足厥阴肝经荥火穴，荥主身热，有清泻肝胆实火、清利头目的功效。

精准取穴

行间位于脚背，在第一、第二脚趾间的赤白肉际处，离大敦很近。

按摩方法

用拇指或食指按压行间 5 秒钟，至有酸感后休息 5 秒钟再按压，一共按压 20 次，可以清泻肝火。

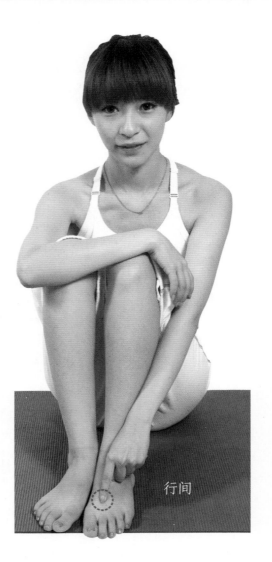

行间

排毒养肝：按期门

　　期门对因肝脏排毒等问题引起的皮肤粗糙、肤色蜡黄等有较好的调理效果，还可以用于调理腹胀、胸胀、打嗝、呕吐等不适。

精准取穴

　　本穴位于胸部，在第六肋间隙，前正中线旁开 4 寸。

按摩方法

　　每天按揉期门 2 次，每次按 200 下，有排毒养颜、通经丰胸的功效。

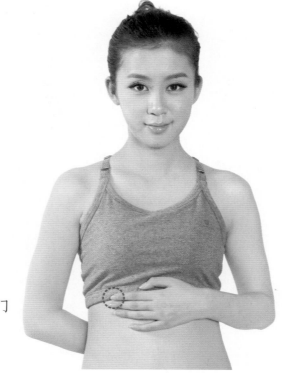

期门

疏肝解郁：按太冲

太冲是肝经原穴，能打通整条肝经的经脉，可以起到疏肝理气、解郁的作用。

本穴位于足背，第一跖骨间隙后方凹陷处，在拇长伸肌腱外缘。

用拇指或食指指腹按压太冲1分钟，以有酸、胀、痛感为度。

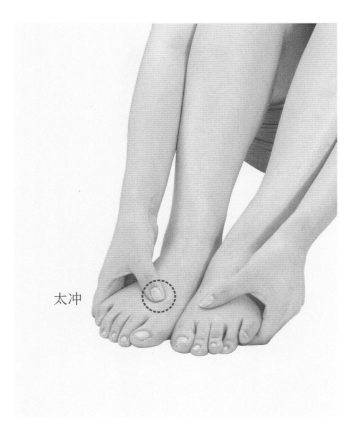

太冲

调理肝脏：按大敦

取穴原理

肝藏血，本穴归于足厥阴肝经，有活血化瘀、凉血止血的功效。当肝功能异常时，女性常表现在月经上，如月经不调、崩漏等，可按大敦来调理。

精准取穴

本穴位于足趾，大趾末节外侧，趾甲根角侧后方 0.1 寸。

按摩方法

用拇指与食指指端垂直掐按大敦 1~3 分钟，力量柔和，以有酸胀感为度，可缓解崩漏和月经出血过多等症。

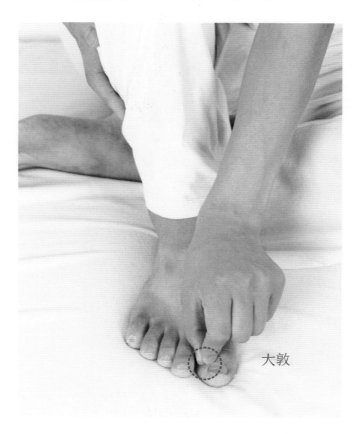

大敦

疏肝利胆：按胆腧

胆腧为胆之背腧穴，是胆气传输之处，具有疏肝解郁、利胆退黄、理气止痛的功效，主治黄疸、胁痛、腋下肿痛、口苦咽痛等。

精准取穴

在背部，第十胸椎棘突下，后正中线旁开 1.5 寸。

按摩方法

用双手拇指点压胆腧，以局部有酸、胀、麻感为佳，每分钟 100 次，每日 3 次。

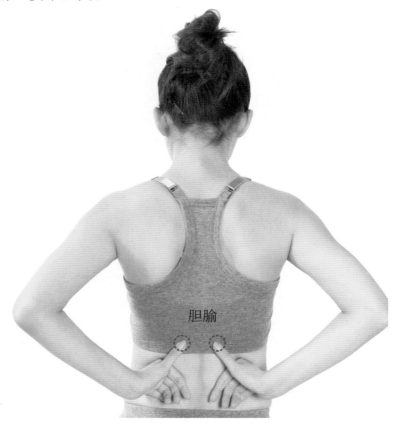

胆腧

清肝明目一：按太阳

太阳是人头部重要穴位，按摩太阳可以给大脑良性刺激，缓解目赤肿痛、头痛、眩晕、失眠等。

精准取穴

位于面部，眉梢到耳朵之间大约 1/3 的地方，用手触摸最凹陷的位置。

按摩方法

用食指顺时针按揉太阳 10～20 次，再逆时针按揉相同次数。

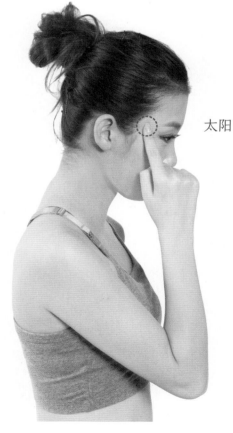

太阳

清肝明目二：按四白

取穴原理

四白属足阳明胃经，刺激此穴可祛风明目、通经活络，缓解眼疲劳、眼干涩，主治近视、目赤痛痒、迎风流泪、白内障等。

精准取穴

在面部，双眼平视时，瞳孔直下，当眶下孔凹陷处。

按摩方法

双手食指伸直，以食指指腹揉按四白，以有酸痛感为佳，每次1~3分钟。

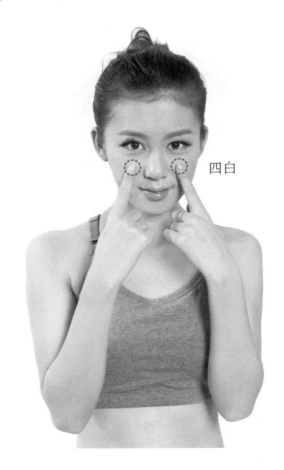

四白